醫學科學叢書

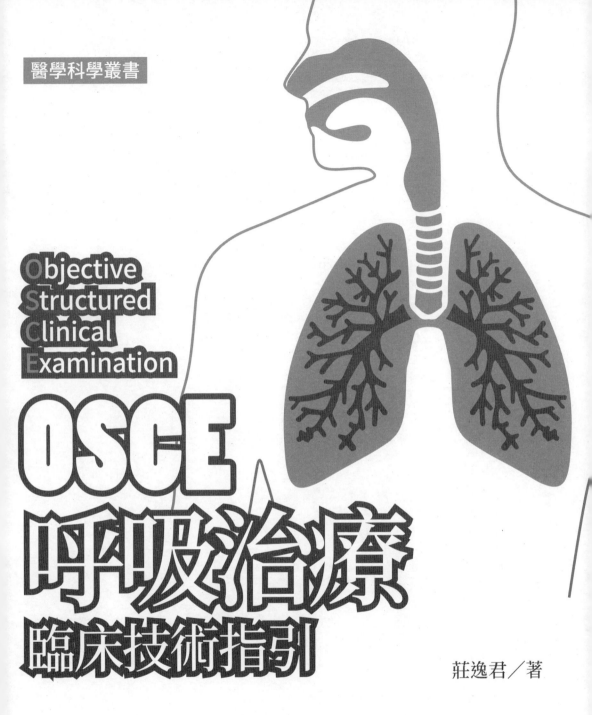

Objective
Structured
Clinical
Examination

OSCE
呼吸治療
臨床技術指引

莊逸君／著

麗文文化事業

■ 國家圖書館出版品預行編目資料

呼吸治療臨床技術指引 = Objective structured clinical examination / 莊逸君著. -- 初版. -- 高雄市：麗文文化事業股份有限公司，2022.12

面；　公分 -- (醫學科學叢書)

ISBN 978-986-490-208-8(平裝)

1.CST: 呼吸治療　2.CST: 工作說明書

415.415　　　　　　　　　　　　111018294

呼吸治療臨床技術指引 Objective structured clinical examination

初版一刷・2022 年 12 月

著者	莊逸君
編輯校稿	杜美蓮、謝宜玲
封面設計	薛東榮
發行人	楊曉祺
總編輯	蔡國彬
出版者	麗文文化事業股份有限公司
地址	802019高雄市苓雅區五福一路57號2樓之2
電話	07-2265267
傳真	07-2233073
網址	www.liwen.com.tw
電子信箱	liwen@liwen.com.tw
劃撥帳號	41423894
購書專線	07-2265267轉236
臺北分公司	100003臺北市中正區重慶南路一段57號10樓之12
電話	02-29229075
傳真	02-29220464
法律顧問	林廷隆律師
電話	02-29658212

行政院新聞局出版事業登記證局版台業字第5692號

ISBN　978-986-490-208-8（平裝）

麗文文化事業

定價：580 元

序 言

呼吸治療是一項以專業能力為導向的臨床技術學，需透過實務操作訓練（Clinical-based training），奠定紮實的臨床技能，並落實專業知識和臨床實務之整合。

客觀結構式臨床測驗（Objective Structured Clinical Examination, OSCE）是具信效度的臨床能力測驗方法之一，用於醫學臨床技能評量之工具。

本書為呼吸治療技術型 OSCE 專書，標準化 29 項呼吸治療臨床核心技術，協助學習者學習、測驗學習成果及回饋學習，可應用於實務教學及技能測驗，有助提升呼吸治療臨床實務能力及提升呼吸治療臨床照護品質。

感謝鍾緯嬋及楊郁萱呼吸治療師協助校稿。

莊逸君

2022 年 12 月

目 次

Contents

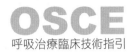

Contents

洗手法
Hand Washing

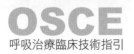
一 測驗項目：洗手法
Hand Washing

二 考生指引

● 執行目的：

1. 除去手上之污垢或病菌。
2. 防止院內交互感染發生。

● 測驗重點：

1. 能正確準備洗手技術之設備。
2. 能以標準步驟完成技術。
3. 能了解並說明危險性。

三 考官指引

● 測驗項目：洗手法

● 評分重點提示

1. 本考試目的在於為呼吸治療學系學生臨床能力之最低標準把關，不在於鑑別優劣。
2. 請掌握本題之測驗重點。
3. 請詳讀評分項目（checklist）。
4. 請參閱評分說明評分。

● 測驗時間：15 分鐘。

● 評核重點：洗手法操作技術

● 評分說明

A. 執行前準備。

A-1. 能說出執行的目的。

1. 除去手上之污垢或病菌。

2. 防止院內交互感染發生。

◆ 完全做到：完整說明執行的目的。

◆ 部分做到：只說明一項。

◆ 沒有做到：未說明執行的目的。

A-2. 能說出危險性。

1. 注意水溫調控及洗手液是否引起皮膚過敏。

2. 因常洗手易引起皮膚乾燥、龜裂，必要時塗抹乳液以保護皮膚。

◆ 完全做到：完整說明洗手法之危險性。

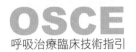

◆ 部分做到：只說明一項。

◆ 沒有做到：未說明洗手法之危險性。

A-3. 備物。

◆ 完全做到：備齊擦手紙、殺菌洗手劑、自來水流動的洗手檯。

◆ 部分做到：缺少任兩項以上。

◆ 沒有做到：未備物。

B. 準備工作。

B-1. 取下手上飾物。

◆ 完全做到：確實取下手上所有飾物。

◆ 部分做到：未完全取下手上所有飾物。

◆ 沒有做到：未取下手上飾物。

B-2. 衣袖捲至肘關節 2 吋以上。

◆ 完全做到：將衣袖捲至肘關節 2 吋以上。

◆ 部分做到：未將衣袖捲至肘關節 2 吋以上。

◆ 沒有做到：未捲起衣袖。

B-3. 站於水槽前。

◆ 完全做到：站於水槽前，且身體遠離以避免汙染。

◆ 部分做到：站於水槽前，但身體未遠離而汙染。

◆ 沒有做到：未站於水槽前。

C. 執行步驟。

C-1. 濕。

◆ 完全做到：在水龍頭下把手淋濕且手腕、手掌和手指均充分淋溼。

◆ 部分做到：在水龍頭下把手淋濕，但手腕、手掌和手指並未充分淋溼。

◆ 沒有做到：未將手淋濕。

C-2. 搓。

◆ 完全做到：雙手擦上肥皂，以指尖搓洗雙手之手心、手背、手指、指尖、指甲及手腕，每一部位至少搓洗 5 次或至少 20 秒。

◆ 部分做到：雙手擦上肥皂，以指尖搓洗雙手之手心、手背、手指、指尖、指甲及手腕，但並未每一部位搓洗至少 5 次或至少 20 秒。

◆ 沒有做到：未執行。

C-3. 沖。

◆ 完全做到：用清水將雙手徹底沖洗乾淨，雙手保持比較向下的姿勢，以避免水逆流回未洗的手肘部位。

◆ 部分做到：用清水將雙手徹底沖洗乾淨，但並未將雙手保持比較向下的姿勢。

◆ 沒有做到：未執行。

C-4. 捧。

◆ 完全做到：捧水將水龍頭沖洗乾淨。

◆ 部分做到：捧水於水龍頭，但未將水龍頭沖洗乾淨。

◆ 沒有做到：未執行。

C-5. 擦。

◆ 完全做到：以擦手紙將雙手擦乾，再以此擦手紙包住水龍頭並關閉。

◆ 部分做到：以擦手紙將雙手擦乾，但並未以擦手紙包住水龍頭並關閉。

◆ 沒有做到：未執行。

C-6. 將用過的擦手紙丟入一般垃圾桶中。

◆ 完全做到：將用過的擦手紙丟入一般垃圾桶中。

◆ 部分做到：未將用過的擦手紙丟入正確之垃圾桶。

◆ 沒有做到：遺忘擦手紙於洗手台之上，未將之丟棄。

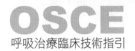

四 評分表

◎ 測驗項目：洗手法

◎ 測驗時間：15 分鐘

◎ 測驗考生：學號：　　　　　姓名：　　　　　日期：

評分項目：（A-C 項）　　　　　　　　操作技能技術表現	評量考生			
	0	1	2	
	沒有做到	部分做到	完全做到	註解
A. 執行前準備。				
A-1. 能說出執行的目的。				
A-2. 能說出危險性。				
A-3. 備物				
B. 準備工作。				
B-1. 以標準步驟洗手				
B-2. 衣袖捲至肘關節 2 吋以上。				
B-3. 站於水槽前。				
C. 執行步驟。				
C-1. 濕。				
C-2. 搓。				
C-3. 沖。				
C-4. 捧。				
C-5. 擦。				
C-6. 將用過的擦手紙丟入一般垃圾桶中。				

您認為考生整體表現如何：

整體表現	說明	不及格 1分	及格邊緣 2分	及格 3分	良好 4分	優秀 5分
	評分					

評分考官簽名：_____

五 道具、耗材（每一位考生一份）

1. 擦手紙。
2. 殺菌洗手劑。
3. 自來水流動的洗手檯。

洗手法 Hand Washing

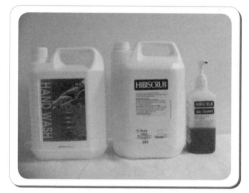

圖 1-1 洗手液

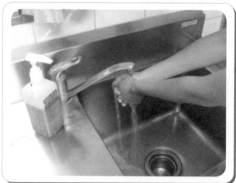

圖 1-2 濕

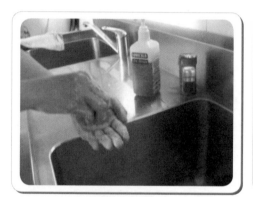

圖 1-3 搓

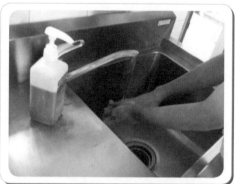

圖 1-4 沖

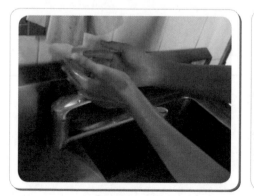

圖 1-5 捧

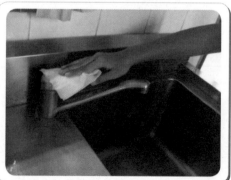

圖 1-6 擦

隔離技術－個人防護裝備穿脫

Personal Protective Equipment for Infection Control

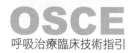
一　測驗項目：隔離技術－個人防護裝備穿脫
Personal Protective Equipment for Infection Control

二　考生指引

● 執行目的：

1. 將高傳染力病人及器具，採取隔離技術阻斷感染途徑，隔絕病原菌進入人體。
2. 對燒傷、接受化學治療、免疫力下降的病人採取隔離以避免遭受感染。

● 測驗重點：

1. 能正確準備個人防護裝備之隔離技術設備。
2. 能以標準步驟完成技術。

三　考官指引

● 測驗項目：隔離技術－個人防護裝備穿脫

● 評分重點提示

1. 本考試目的在於為呼吸治療學系學生臨床能力之最低標準把關，不在於鑑別優劣。
2. 請掌握本題之測驗重點。
3. 請詳讀評分項目（checklist）。
4. 請參閱評分說明評分。

● 測驗時間：15 分鐘。

● 評核重點：個人防護裝備穿脫步驟。

● 評分說明

A. 執行前準備。

A-1. 能說出執行目的。

1. 將高傳染力病人及器具，採取隔離技術阻斷感染途徑，隔絕病原菌進入人體。
2. 對燒傷、接受化學治療、免疫力下降的病人採取隔離以避免遭受感染。

◆ 完全做到：完整說明執行目的。

◆ 部分做到：只說明一項。

◆ 沒有做到：未說明執行目的。

A-2. 備物。

◆ 完全做到：備齊洗手用具、髮帽、口罩、護目鏡、隔離衣、手套、鞋套、汙物袋、汙衣桶、感染性垃圾桶、非感染性垃圾桶（一般垃圾桶）。

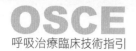

◆部分做到：缺少任四項以上。

◆沒有做到：未備物。

B. 預防交互感染。

B-1. 以標準步驟洗手。

◆完全做到：以標準步驟洗手。

◆部分做到：有洗手但未以標準步驟洗手。

◆沒有做到：未執行洗手。

C. 穿戴步驟。

C-1. 戴口罩。

◆完全做到：戴上前先檢查口罩的完整性，戴上後口罩後完整罩住口鼻。

◆部分做到：戴上口罩後口鼻未完整罩住。

◆沒有做到：未戴上口罩。

C-2. 戴髮帽。

◆完全做到：戴上髮帽後完整包覆頭髮、耳朵。

◆部分做到：戴上髮帽後頭髮、耳朵未完整包覆。

◆沒有做到：未戴上髮帽。

C-3. 戴護目鏡。

◆完全做到：確實戴護目鏡。

◆部分做到：戴護目鏡時動作不流暢或護目鏡未戴牢。

◆沒有做到：未戴上護目鏡。

C-4. 穿隔離衣。

◆完全做到：依照正確方式穿上隔離衣。

◆部分做到：穿隔離衣時動作不流暢。

◆沒有做到：未穿上隔離衣。

C-5. 戴手套。

◆完全做到：戴上手套，且手套套住隔離衣袖套。

◆部分做到：戴上手套，但手套未套住隔離衣袖套。

◆沒有做到：未戴上手套。

C-6. 穿戴鞋套。

◆完全做到：穿戴鞋套，並使鞋套完整包覆鞋子。

◆部分做到：穿戴鞋套，但鞋套未完整包覆。

◆沒有做到：未穿戴鞋套。

D. 脫除步驟。

D-1. 脫除鞋套。

◆完全做到：脫除鞋套，且由內往外包覆。

◆部分做到：脫除鞋套，但未由內往外包覆。

◆沒有做到：未脫除鞋套。

D-2. 脫除手套。

◆完全做到：脫除手套，且由內往外同時包覆另一隻手套。

◆部分做到：脫除手套，但未由內往外同時包覆另一隻手套。

◆沒有做到：未脫除手套。

D-3. 脫除隔離衣。

◆完全做到：脫除隔離衣，且由內往外包覆，並注意不大力抖動隔離衣。

◆部分做到：脫除隔離衣，但未由內往外包覆。

◆沒有做到：未脫除隔離衣。

D-4. 脫除護目鏡。

◆完全做到：完成上述之操作。

◆部分做到：脫除護目鏡時不流暢或導致汙染。

◆沒有做到：未脫除護目鏡。

D-5. 脫除髮帽。

◆完全做到：脫除髮帽，且由內往外包覆。

◆部分做到：脫除髮帽，但未由內往外包覆。

◆沒有做到：未脫除髮帽。

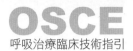

D-6. 用消毒液洗手。

◆完全做到：用消毒液以標準步驟洗手。

◆部分做到：有洗手但未以標準步驟洗手。

◆沒有做到：未執行洗手。

D-7. 脫除口罩。

◆完全做到：脫除口罩，且由內往外包覆。

◆部分做到：脫除口罩，但未由內往外包覆。

◆沒有做到：未脫除口罩。

D-8. 離開病室後，用消毒液洗手。

◆完全做到：離開病室後，依照標準步驟洗手。

◆部分做到：有洗手但未依照標準步驟洗手。

◆沒有做到：未執行洗手。

四　評分表

◎ 測驗項目：隔離技術－個人防護裝備穿脫

◎ 測驗時間：15 分鐘

◎ 測驗考生：學號：　　　　　　姓名：　　　　　日期：

評分項目：（A-D 項）	評量考生			
	0	1	2	
操作技能技術表現	沒有 做到	部分 做到	完全 做到	註解
A. 執行前準備。				
A-1. 能說出執行的目的。				
A-2. 備物。				
B. 預防交互感染。				
B-1. 以標準步驟洗手。				
C. 穿戴步驟。				
C-1. 戴口罩。				
C-2. 戴髮帽。				
C-3. 戴護目鏡。				
C-4. 穿隔離衣。				
C-5. 戴手套。				
C-6. 穿戴鞋套。				
D. 脫除步驟。				
D-1. 脫除鞋套。				
D-2. 脫除手套。				
D-3. 脫除隔離衣。				
D-4. 脫除護目鏡。				
D-5. 脫除髮帽。				
D-6. 用消毒液洗手。				

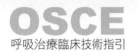
（續上表）

評分項目：（A-D項）	評量考生		
	0	1	2
操作技能技術表現	沒有做到	部分做到	完全做到	註解
D-7. 脫除口罩。				
D-8. 離開病室後，用消毒液洗手。				

您認為考生整體表現如何：

整體表現	說明	不及格 1分	及格邊緣 2分	及格 3分	良好 4分	優秀 5分
	評分					

評分考官簽名：＿＿＿＿＿＿＿＿＿＿

五　道具、耗材（每一位考生一份）

1. 洗手用具。
2. 髮帽。
3. 口罩。
4. 護目鏡。
5. 隔離衣。
6. 手套。
7. 鞋套。
8. 汙物袋。
9. 汙衣桶。
10. 感染性垃圾桶。
11. 非感染性垃圾桶（一般垃圾桶）。

隔離技術─個人防護裝備穿脫
Personal Protective Equipment for Infection Control

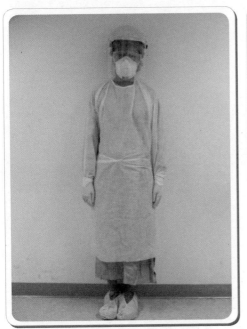

圖 2-1　個人防護裝備穿戴示範

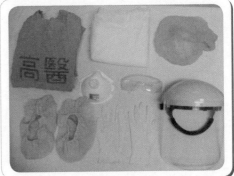

圖 2-1　備物

基本病人評估
Basic Patient Assessment

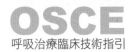
一　測驗項目：基本病人評估
Basic Patient Assessment

二　考生指引

● 執行目的：

1. 評估治療效應－分析病人接受治療前、中、後之各項資料。
2. 監測病人病理病程變化。

● 測驗重點：

1. 能正確準備基本病人評估之設備。
2. 能以標準步驟完成評估。

三 考官指引

● 測驗項目：基本病人評估

● 評分重點提示

1. 本考試目的在於為呼吸治療學系學生臨床能力之最低標準把關，不在於鑑別優劣。
2. 請掌握本題之測驗重點。
3. 請詳讀評分項目（checklist）。
4. 請參閱評分說明評分。

● 測驗時間：15 分鐘。

● 評核重點：正確執行各項病人評估與監測。

● 評分說明

A. 執行前準備。

A-1. 能說出評估目的。

1. 評估治療效應，分析病人接受治療前、中、後之各項資料。

2. 監測病人病理病程變化。

◆ 完全做到：完整說明評估目的。

◆ 部分做到：缺少任一項。

◆ 沒有做到：未說明評估目的。

A-2. 備物。

◆ 完全做到：備齊聽診器、血壓計、體溫計、pen light、酒精棉、脈衝式飽和血氧計（pulse oximeter）。

◆ 部分做到：缺少任兩項以上。

◆ 沒有做到：未備物。

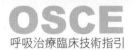
B. 翻閱病歷。

B-1. 入院診斷及病史。

◆ 完全做到：確認入院診斷及病史。

◆ 沒有做到：未確認入院診斷及病史。

B-2. 入院後病程發展及呼吸治療計畫。

◆ 完全做到：確認入院後病程發展及治療計畫。

◆ 部分做到：只確認入院後病程發展或只確認呼吸治療計畫。

◆ 沒有做到：未確認。

B-3. CXR、ABG、肺功能。

◆ 完全做到：確認 CXR、ABG、肺功能。

◆ 部分做到：缺少任一項以上。

◆ 沒有做到：未確認。

C. 預防交互感染。

C-1. 以標準步驟洗手。

◆ 完全做到：以標準步驟洗手。

◆ 部分做到：有洗手但未以標準步驟洗手。

◆ 沒有做到：未執行洗手。

C-2. 遵從感染管制措施，必要時穿戴手套、口罩、隔離衣。

◆ 完全做到：正確遵從感染管制措施，必要時穿戴手套、口罩、隔離衣。

◆ 部分做到：遵從感染管制措施，但穿戴手套、口罩、隔離衣動作不正確。

◆ 沒有做到：未遵從感染管制措施。

C-3. 酒精棉擦拭消毒聽診器。

◆ 完全做到：確實以酒精棉擦拭消毒聽診器。

◆ 部分做到：以酒精棉擦拭消毒聽診器，但未擦拭完全。

◆ 沒有做到：未以酒精棉擦拭消毒聽診器。

D. 確認病人／解釋。

D-1. 自我介紹。

◆完全做到：清楚地向病人自我介紹（注意語言及音量）。

◆部分做到：向病人自我介紹，但病人未能完全了解。

◆沒有做到：未向病人自我介紹。

D-2. 核對病人。

◆完全做到：依據床頭卡、手圈核對病人的床號、姓名、病歷號。

◆部分做到：只核對床頭卡、手圈其中一項。

◆沒有做到：未核對病人。

D-3. 向病人及家屬解釋執行評估的目的、過程及須配合事宜。

◆完全做到：向病人及家屬解釋評估目的、過程及須配合事宜。

◆部分做到：缺少一項以上。

◆沒有做到：未向病人家屬解釋。

E. 評估病人意識狀態。

E-1. 昏迷指數 Glasgow Coma Scale
（E4V5M6 滿分 15 分，E1V1M1 最低 3 分）。

E 代表 EYE（睜眼反應）：E1 ~ E4。

E4：眼睛自發性的睜開。

E3：眼睛對聲音會睜開（譬如叫他，他會睜開眼睛）。

E2：受痛刺激時會睜開眼睛（譬如捏他，他會睜開眼睛）。

E1：怎麼刺激，眼睛都不會睜開（反應喪失）。

V 代表 VERBAL（語言反應）：V1 ~ V5。

V5：言語正常。

V4：言語判斷力喪失、胡言亂語。

V3：嗜睡，說幾句就昏睡。

V2：有出聲，但只是呻吟。

V1：怎麼刺激都不出聲（言語應喪失）。

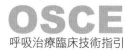

M 代表 MOTOR（動作反應）：M1～M6。

M6：可遵照指示動作（例如要他舉手，就會舉手）。

M5：神智尚可知道痛在何處（捏他，他手會來揮開你的手）。

M4：對痛的刺激只有退縮反應（捏他，他只會手彎起）。

M3：大腦皮質功能喪失對刺激都是兩腳僵硬打直，兩手向上扭曲。

M2：大腦中腦都功能喪失對刺激都是兩腳僵硬打直，兩手向下扭曲。

M1：什麼反應都沒有。

◆完全做到：正確評估病人昏迷指數。

◆部分做到：評估病人昏迷指數，但評估不正確。

◆沒有做到：未評估病人昏迷指數。

E-2. 瞳孔大小（正常值：2～5 mm）。

1. 記錄方式：R/L2.5(+)。

2. L't(L) 左眼／ R't(R) 右眼。

3. 數字表瞳孔大小。

4. (+) 表有收縮，(-) 表無收縮。

◆完全做到：正確評估病人瞳孔大小。

◆部分做到：評估病人瞳孔大小，但評估不正確。

◆沒有做到：未評估病人瞳孔大小。

<h3>F. 生命徵象評估。</h3>

F-1. 評估病人心跳速率／脈搏（正常值：70～80 bpm）。

◆完全做到：正確評估病人心跳速率／脈搏。

◆部分做到：有評估病人心跳速率／脈搏，但評估不正確。

◆沒有做到：未評估病人心跳速率／脈搏。

F-2. 評估病人呼吸速率（正常值：12～20 bpm）。

◆完全做到：正確評估病人呼吸速率。

◆部分做到：有評估病人呼吸速率，但評估不正確。

◆沒有做到：未評估病人呼吸速率。

F-3. 評估病人體溫
（正常值：腋溫 36～37℃、口溫 36.5～37.5℃、耳溫 37～38℃）。

◆完全做到：正確評估病人體溫。

◆部分做到：有評估病人體溫，但評估不正確。

◆沒有做到：未評估病人體溫。

F-4. 評估病人血壓（正常值：120/80 mmHg）。

◆完全做到：正確評估病人血壓。

◆部分做到：評估病人血壓，但評估不正確。

◆沒有做到：未評估病人血壓。

F-5. 評估病人血氧飽和濃度（正常值：> 90%）。

◆完全做到：正確評估病人血氧飽和濃度。

◆部分做到：有評估病人血氧飽和濃度，但評估不正確。

◆沒有做到：未評估病人血氧飽和濃度。

G. 身體評估（包含視、聽、觸、叩診）。

G-1. 聽診病人呼吸音。

◆完全做到：正確聽診病人呼吸音（對稱聽診）。

◆部分做到：未對稱聽診病人呼吸音。

◆沒有做到：未聽診病人呼吸音。

G-2. 觀察呼吸型態、深淺。

◆完全做到：正確觀察呼吸型態、深淺。

◆部分做到：觀察呼吸型態、深淺，但評估不正確。

◆沒有做到：未觀察呼吸型態、深淺。

G-3. 觀察病人胸廓起伏、外觀。

◆完全做到：正確觀察病人胸廓起伏、外觀。

◆部分做到：觀察病人胸廓起伏、外觀，但評估不正確。

◆沒有做到：未觀察病人胸廓起伏、外觀。

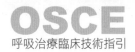
G-4. 觀察病人身上各種引流管、管路。

◆ 完全做到：觀察病人身上各種引流管、管路。

◆ 部分做到：有管路遺漏未觀察。

◆ 沒有做到：未觀察病人身上各種引流管、管路。

G-5. 觀察病人四肢末梢血液循環。

◆ 完全做到：觀察病人四肢末梢血液循環。

◆ 部分做到：觀察病人四肢末梢血液循環，但評估不正確。

◆ 沒有做到：未觀察病人四肢末梢血液循環。

G-6. 確認病人目前用藥項目。

◆ 完全做到：確認病人目前用藥項目。

◆ 部分做到：確認病人目前用藥項目，但有遺漏之項目。

◆ 沒有做到：未確認病人目前用藥項目。

H. 清潔後記錄。

H-1. 酒精棉擦拭消毒聽診器。

◆ 完全做到：確實以酒精棉擦拭消毒聽診器。

◆ 部分做到：以酒精棉擦拭消毒聽診器，但未擦拭完全。

◆ 沒有做到：未以酒精棉擦拭消毒聽診器。

H-2. 以標準步驟洗手。

◆ 完全做到：以標準步驟洗手。

◆ 部分做到：有洗手但未以標準步驟洗手。

◆ 沒有做到：未執行洗手。

H-3. 記錄評估結果。

◆ 完全做到：確實記錄評估結果。

◆ 部分做到：記錄評估結果，但有遺漏之項目。

◆ 沒有做到：未記錄評估結果。

四 評分表

◎ 測驗項目：**基本病人評估**

◎ 測驗時間：15 分鐘

◎ 測驗考生： 學號： 姓名： 日期：

評分項目：（A-H 項）	評量考生			
	0	1	2	
操作技能技術表現	沒有做到	部分做到	完全做到	註解
A. 執行前準備。				
A-1. 能說出評估目的。				
A-2. 備物。				
B. 翻閱病歷。				
B-1. 入院診斷及病史。				
B-2. 入院後病程發展及呼吸治療計畫。				
B-3. CXR、ABG、肺功能。				
C. 預防交互感染。				
C-1. 以標準步驟洗手。				
C-2. 遵從感染管制措施，必要時穿戴手套、口罩、隔離衣。				
C-3. 酒精棉擦拭消毒聽診器。				
D. 確認病人／解釋。				
D-1. 自我介紹。				
D-2. 核對病人。				
D-3. 向病人及家屬解釋治療目的、過程及須配合的事宜。				
E. 評估病人意識狀態。				
E-1. 昏迷指數 Glasgow Coma Scale。E 代表 EYE（睜眼反應）。				

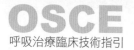

評分項目：（A-H 項）	評量考生			
	0	1	2	
操作技能技術表現	沒有做到	部分做到	完全做到	註解
V 代表 VERBAL（語言反應）。 M 代表 MOTOR（動作反應）。				
E-2. 瞳孔大小。				
F. 生命徵象評估。				
F-1. 評估病人心跳速率／脈搏。				
F-2. 評估病人呼吸速率。				
F-3. 評估病人體溫。				
F-4. 評估病人血壓。				
F-5. 評估病人血氧飽和濃度。				
G. 身體評估（包含視、聽、觸、叩診）。				
G-1. 聽診病人呼吸音。				
G-2. 觀察呼吸型態、深淺。				
G-3. 觀察病人胸廓起伏、外觀。				
G-4. 觀察病人身上各種引流管、管路。				
G-5. 觀察病人四肢末梢血液循環。				
G-6. 確認病人目前用藥項目。				
H. 清潔後記錄。				
H-1. 酒精棉擦拭消毒聽診器。				
H-2. 以標準步驟洗手。				
H-3. 記錄評估結果。				

您認為考生整體表現如何：

整體表現	說明	不及格 1分	及格邊緣 2分	及格 3分	良好 4分	優秀 5分
	評分					

評分考官簽名：＿＿＿＿＿＿＿＿＿＿

五　道具、耗材（每一位考生一份）

1. 依照感染管制措施，準備適當之手套、口罩、隔離衣、護目鏡等防護裝備。

2. 聽診器。

3. 血壓計。

4. 體溫計。

5. Pen light。

6. 酒精棉。

7. 脈衝式飽和血氧計（pulse oximeter）。

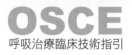
基本病人評估 Basic Patient Assessment

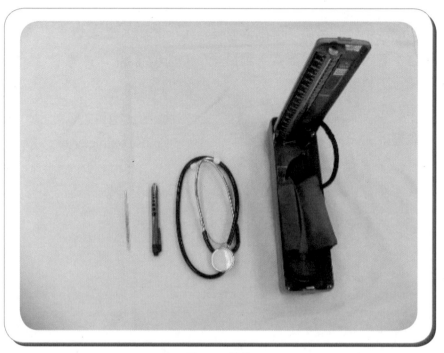

圖 3-1　備物

間歇性陽壓呼吸

Intermittent Positive Pressure Breathing（IPPB）

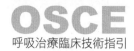

一 測驗項目：間歇性陽壓呼吸
Intermittent Positive Pressure Breathing（IPPB）

二 考生指引

執行目的：

用於短期或間歇性的機械通氣，目的為增加肺部擴張、給予噴霧藥物及協助通氣。

測驗重點：

1. 能正確準備間歇性陽壓呼吸之設備。
2. 能以標準步驟完成技術。
3. 能了解並說明適應症。
4. 能了解並說明禁忌症。
5. 能了解並說明危險性。
6. 能正確執行治療前中後評估。
7. 能正確指導病患執行操作。

三　考官指引

測驗項目：間歇性陽壓呼吸

評分重點提示

1. 本考試目的在於為呼吸治療學系學生臨床能力之最低標準把關，不在於鑑別優劣。
2. 請掌握本題之測驗重點。
3. 請詳讀評分項目（checklist）。
4. 請參閱評分說明評分。

測驗時間：15 分鐘。

評核重點：

1. 執行間歇性陽壓呼吸治療及指導病患執行操作。
2. 正確組裝用物。
3. 評估病人治療前、中、後反應。
4. 了解治療的適應症、禁忌症及危險性。

評分說明

A. 執行前準備。

A-1. 能說出使用 **IPPB** 的治療目的：用於短期或間歇性的機械通氣，目的為增加肺部擴張、給予噴霧藥物及協助通氣。

　◆ 完全做到：正確說明 IPPB 的治療目的。

　◆ 部分做到：未能正確說明治療目的。

　◆ 沒有做到：未說明治療的目的。

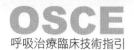

A-2. 能說出使用 **IPPB** 的適應症。

1. 肺部擴張不全時。

   - 有明顯的肺部擴張不全，且使用其它方法治療無效時（如：CPT、incentive spirometry）。

2. 肺功能下降，無法有效咳嗽者。

   - FEV1 < 65% predicted，FVC < 70% predicted，MVV < 50%，VC < 10 ml/Kg

   - 上腹部手術後病人。

3. 通氣不足者。

   - 需短期呼吸器支持者，可避免插管（如：神經肌肉無力、脊柱側彎者）。

4. 需要噴霧給藥時（短期可以，長期則不建議）。

   - 嚴重氣道痙攣時。

   - 呼吸肌肉無力者。

   - 降低噴霧治療時的呼吸困難及不適。

◆ 完全做到：能說出使用 IPPB 的適應症。

◆ 部分做到：缺少任兩項以上。

◆ 沒有做到：未說明 IPPB 的適應症。

A-3. 能說出使用 **IPPB** 的禁忌症。

1. 絕對禁忌症：張力性氣胸。

2. 相對禁忌症：

   - 腦壓大於 15 mmHg。

   - 血液動力學不穩定。

   - 最近曾接受臉部、口腔、頭骨手術者。

   - 氣管食道的廔管。

   - 最近接受食道手術者。

   - 持續性咳血者。

   - 噁心。

-活動性未經治療的肺結核。

-CXR 發現有 bleb。

-打嗝。

◆ 完全做到：能說出使用 IPPB 的禁忌症。

◆ 部分做到：缺少絕對禁忌症或相對禁忌症任四項以上。

◆ 沒有做到：未說明 IPPB 的禁忌症。

A-4. 能說出使用 IPPB 的危險性。

1. 增加呼吸道的阻力。

2. 氣壓傷（barotrauma）、氣胸（pneumothorax）。

3. 院內感染。

4. 血中二氧化碳分壓過低。

5. 咳血。

6. 氧氣過高（若使用純氧）。

7. 胃漲氣。

8. 分泌物阻塞（由於氣體的濕氣不足）。

9. 心理性的依賴。

10. 阻礙靜脈回流。

11. 使低血氧惡化。

12. 通氣不足或過度通氣。

13. 增加通氣／灌流配比不均（V/Q mismatch）狀況。

14. 空氣滯留（air trapping）、auto-PEEP、肺泡過度擴張。

◆ 完全做到：完整說出 IPPB 的危險性。

◆ 部分做到：缺少任三項以上。

◆ 沒有做到：未說明 IPPB 的危險性。

A-5. 備物。

1. IPPB 呼吸器、氣源。

2. IPPB 管路（以 Bird mark 7 為例）：

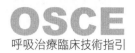

　　- 主氣流管路（main flow tube）、15 mm 接頭。

　　- 噴霧器（nebulizer）、歧管（manifold）、噴霧器驅動細管（nebulizer drive line）。

　　- 吐氣閥（exhalation)、歧管（manifold）、吐氣閥驅動細管（exhalation valve drive line）。

3. 咬嘴（鼻夾、面罩、氣管內管連接接頭）。

4. 測試肺（test lung）。

5. 容積測量工具（volume measuring device）及適合的接頭。

6. 聽診器。

7. 藥物。

8. 抽痰設備（視病人狀況準備）。

9. 脈衝式飽和血氧計（pulse oximeter）。

◆ 完全做到：完整備物。

◆ 部分做到：缺少任三項以上。

◆ 沒有做到：未備物。

B. 核對醫囑。

B-1. 確定醫囑內容：核對醫囑並確認醫囑是否有任何矛盾或差異。若醫囑有誤，於執行前須做確認或請醫師修正。

◆ 完全做到：完成上述操作。

◆ 沒有做到：未完成上述操作。

B-2. 了解醫囑內容及治療計畫。

◆ 完全做到：完成上述之操作。

◆ 部分做到：未了解醫囑內容或未了解治療計畫。

◆ 沒有做到：未了解。

C. 翻閱病歷。

C-1. 入院診斷。

◆ 完全做到：確認入院診斷。

◆ 沒有做到：未確認入院診斷。

C-2. 病史及身體檢查。

◆完全做到：確認病史及身體檢查。

◆部分做到：只確認病史或只確認身體檢查。

◆沒有做到：未確認。

C-3. 入院後病程發展及治療計畫。

◆完全做到：確認入院後病程發展及治療計畫。

◆部分做到：只確認入院後病程發展或只確認治療計畫。

◆沒有做到：未確認。

C-4. CXR、ABG、肺功能。

◆完全做到：確認 CXR、ABG、肺功能。

◆部分做到：缺少任一項以上。

◆沒有做到：未確認。

D. 預防交互感染。

D-1. 以標準步驟洗手。

◆完全做到：以標準步驟洗手。

◆部分做到：有洗手但未以標準步驟洗手。

◆沒有做到：未執行洗手。

D-2. 遵從感染管制措施，必要時穿戴手套、口罩、隔離衣。

◆完全做到：正確遵從感染管制措施，必要時穿戴手套、口罩、隔離衣。

◆部分做到：遵從感染管制措施，但穿戴手套、口罩、隔離衣動作不流暢。

◆沒有做到：未遵從感染管制措施。

E. 準備用物／組裝測試用物功能。

E-1. 確認用具配備齊全。

◆完全做到：依據備物確認用具配備齊全。

◆部分做到：用具配備未齊全。

◆沒有做到：未確認用具配備。

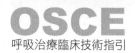
E-2. 組裝用具。

1. 連接氣源。

2. 連接 IPPB 管路。

3. 接測試肺（test lung）測試。

◆完全做到：完整組裝用具後進行測試。

◆部分做到：完整組裝用具後未進行測試。

◆沒有做到：未完整並正確組裝用具。

E-3. 預先設定 IPPB 儀器。

1. Power on。

2. 設定壓力：10 ~ 15 cmH$_2$O。

3. 設定 sensitivity：negative1-2 cmH$_2$O（12:00 o'clock）。

4. 設定 insp. Flow：15 Lpm（12:00 o'clock）。

5. I:E ratio：1:3 ~ 1:4。

◆完全做到：依上述預先設定 IPPB 儀器。

◆部分做到：依上述預先設定 IPPB 儀器，但設定有兩項以上未正確。

◆沒有做到：未預先設定 IPPB 儀器。

E-4. 測試 IPPB 儀器功能。

1. 壓力是否正常運作。

2. 小量噴霧器是否功能正常。

3. 吐氣閥是否功能正常。

◆完全做到：完成測試上述 IPPB 儀器功能。

◆部分做到：缺少任一項以上。

◆沒有做到：未測試。

F. 確認病人／解釋治療。

F-1. 自我介紹。

◆完全做到：清楚地向病人自我介紹（注意語言及音量）。

◆部分做到：向病人自我介紹，但病人未能完全了解。

◆沒有做到：未向病人自我介紹。

F-2. 核對病人。

◆完全做到：依據床頭卡、手圈核對病人的床號、姓名、病歷號。

◆部分做到：只核對床頭卡、手圈其中一項。

◆沒有做到：未核對病人。

F-3. 向病人及家屬解釋治療目的、過程及須配合的事宜。

◆完全做到：向病人及家屬解釋治療目的、過程及須配合的事宜。

◆部分做到：缺少任一項以上。

◆沒有做到：未解釋。

G. 治療前評估。

G-1. 觀察病人呼吸狀況、SpO_2、呼吸音、vital sign、痰量與性狀、意識、顱內壓。

◆完全做到：正確地執行所有評估項目。

◆部分做到：缺少任二項以上。

◆沒有做到：未評估。

H. 執行治療。

H-1. 擺位。

◆完全做到：協助病人採半坐臥姿勢（45～90度）。

◆部分做到：調整病人之擺位時，未注意病人而導致病人不舒服。

◆沒有做到：未調整病人之擺位。

H-2. 指導病人呼吸。

1. 採橫膈式呼吸（diaphragmatic breathing），嘴唇密含咬嘴（mouth-piece）。

2. 慢且深吸入氣體。

3. 吸氣末閉氣2～3秒後，噘嘴吐氣。

◆完全做到：正確指導病人呼吸。

◆部分做到：未能正確指導病人呼吸。

◆沒有做到：未指導病人呼吸。

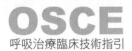

H-3. 治療中監測。

1. 病人：

　- 病人對治療的反應，有頭暈、冒冷汗或手指末端麻痺感，應停止治療。

　- 病人膚色、SpO_2、Vital sign、呼吸狀況。

　- 手術後病人注意其傷口疼痛情形及疼痛藥物控制情況。

2. IPPB：

　- 監測 PIP、tidal volume、I:E ratio、PEEP、trigger sensitivity。

◆ 完全做到：完成治療中監測－病人與 IPPB 儀器。

◆ 部分做到：未監測病人或未監測 IPPB 儀器。

◆ 沒有做到：未完成治療中監測。

I. 治療後病人評估及效果評估。

I-1. 治療後評估病人：呼吸狀況、SpO_2、呼吸音、vital sign、痰分泌物性狀、顱內壓。

◆ 完全做到：正確地執行所有評估項目。

◆ 部分做到：缺少任二項以上。

◆ 沒有做到：未評估。

I-2. 效果評估。

1. 最小輸送容量至少為 1/3 的 IC 預期值（$1/3 \times 50$ ml/kg）。

2. 呼吸聲是否改善。

3. 咳嗽能力、分泌物清除的能力是否增加。

4. CXR 是否改善。

5. FEV1 或 peak flow 明顯增加。

6. 病人主觀的反應此治療對病情有幫助。

◆ 完全做到：依據以上六項指標進行效果評估。

◆ 部分做到：缺少任二項以上。

◆ 沒有做到：未評估。

I-3. 病人反應：術後病人傷口疼痛情形。

◆完全做到：治療後正確評估術後病人傷口疼痛情形。

◆沒有做到：未進行或未正確進行評估。

J. 結束治療／整理病人單位。

J-1. 確認病人床邊安全。

◆完全做到：確認病人床邊安全，確實拉上床欄。

◆部分做到：床欄未確實固定好。

◆沒有做到：未確認病人床邊安全。

J-2. 移除治療設備，恢復病房原狀。

◆完全做到：移除治療設備，恢復病房原狀（例如：病人之擺位…等）。

◆部分做到：缺少其中一項。

◆沒有做到：皆未完成。

K. 洗手後記錄。

K-1. 以標準步驟洗手。

◆完全做到：以標準步驟洗手。

◆部分做到：有洗手但未以標準步驟洗手。

◆沒有做到：未執行洗手。

K-2. 記錄日期、時間。

◆完全做到：記錄日期、時間。

◆部分做到：缺少任一項。

◆沒有做到：未記錄。

K-3. 記錄治療前、中、後監測評值結果。

◆完全做到：記錄治療前、中、後監測評值結果。

◆部分做到：缺少任一項以上。

◆沒有做到：未記錄。

K-4. 記錄治療過程、病人反應。

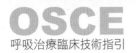

◆ 完全做到：記錄治療過程、病人反應。

◆ 部分做到：記錄不完整。

◆ 沒有做到：未記錄。

L. 清潔保養。

L-1. 噴霧器使用無菌的蒸餾水沖淨並且晾乾。

◆ 完全做到：噴霧器正確地使用無菌的蒸餾水沖淨並且晾乾。

◆ 部分做到：噴霧器未沖洗乾淨或未晾乾。

◆ 沒有做到：未以無菌的蒸餾水沖淨噴霧器。

L-2. 噴霧器／ IPPB 更換管路。

◆ 完全做到：

1. 依標準方法及步驟完成噴霧器／ IPPB 管路更換。

2. 管路每當有下列情況時皆要更換：更換病人、管路明顯髒污或依據感控規範。

◆ 部分做到：步驟有錯誤。

◆ 沒有做到：未依標準方法及步驟完成更換。

四 評分表

◎ 測驗項目：間歇性陽壓呼吸

◎ 測驗時間：15 分鐘

◎ 測驗考生：學號：　　　　姓名：　　　　日期：

評分項目：（A-L 項）	評量考生			
	0	1	2	
操作技能技術表現	沒有做到	部分做到	完全做到	註解
A. 執行前準備。				
A-1. 能說出使用 IPPB 的治療目的。				
A-2. 能說出使用 IPPB 的適應症。				
A-3. 能說出使用 IPPB 的禁忌症。				
A-4. 能說出使用 IPPB 的危險性。				
A-5. 備物。				
B. 核對醫囑。				
B-1. 確定醫囑內容。				
B-2. 了解醫囑內容及治療計畫。				
C. 翻閱病歷。				
C-1. 入院診斷。				
C-2. 病史及身體檢查。				
C-3. 入院後病程發展及治療計畫。				
C-4. CXR、ABG、肺功能。				
D. 預防交互感染。				
D-1. 依標準步驟洗手。				
D-2. 遵從感染管制措施，必要時穿戴手套口罩、隔離衣。				
E. 準備用物／組裝測試用物功能。				
E-1. 確認用具配備齊全。				
E-2. 組裝用具。				

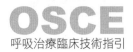

（續上表）

評分項目：（A-L 項）	評量考生			
	0	1	2	
操作技能技術表現	沒有做到	部分做到	完全做到	註解
E-3. 預先設定 IPPB 儀器。				
E-4. 測試 IPPB 儀器功能。				
F. 確認病人／解釋治療。				
F-1. 自我介紹。				
F-2. 核對病人。				
F-3. 向病人及家屬解釋治療目的、過程及須配合的事宜。				
G. 治療前評估。				
G-1. 觀察病人呼吸狀況、SpO_2、呼吸音、vital sign、痰量與性狀、意識、顱內壓。				
H. 執行治療。				
H-1. 擺位。				
H-2. 指導病人呼吸。				
H-3. 治療中監測。				
I. 治療後病人評估及效果評估。				
I-1. 治療後評估病人：呼吸狀況、SpO_2、呼吸音、vital sign、痰分泌物性狀、顱內壓。				
I-2. 效果評估。				
I-3. 病人反應：術後病人傷口疼痛情形。				
J. 結束治療／整理病人單位。				
J-1. 確認病人床邊安全。				
J-2. 移除治療設備，恢復病房原狀。				
K. 洗手後記錄。				
K-1. 以標準步驟洗手。				
K-2. 記錄日期、時間。				

（續上表）

評分項目：（A-L 項）	評量考生			
	0	1	2	
操作技能技術表現	沒有做到	部分做到	完全做到	註解
K-3. 記錄治療前、中、後監測評值結果。				
K-4. 記錄治療過程、病人反應。				
L. 清潔保養。				
L-1. 噴霧器使用無菌的蒸餾水沖淨並且晾乾。				
L-2. 噴霧器／ IPPB 更換管路。				

您認為考生整體表現如何：

整體表現	說明	不及格 1 分	及格邊緣 2 分	及格 3 分	良好 4 分	優秀 5 分
	評分					

評分考官簽名：＿＿＿＿＿＿＿＿＿＿＿＿

五　道具、耗材（每一位考生一份）

1. 依照感染管制措施，準備適當之手套、口罩、隔離衣、護目鏡等防護裝備。

2. IPPB 儀器（以 Bird mark 7 為例）、氣源。

3. Bird mark 7 之 IPPB 管路：

   - 主氣流管路（main flow tube）、15 mm 接頭。

   - 噴霧器（nebulizer）、歧管（manifold）、噴霧器驅動細管（nebulizer drive line）。

   - 吐氣閥（exhalation）、歧管（manifold）、吐氣閥驅動細管（exhalation valve drive line）。

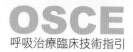
4. 咬嘴（mouthpiece）。

5. 測試肺（test lung）。

6. 容積測量用具（volume measuring device）及適合的接頭。

7. 聽診器。

8. 藥物。

9. 脈衝式飽和血氧計（pulse oximeter）。

10. 抽痰設備。

間歇性陽壓呼吸
Intermittent Positive Pressure Breathing

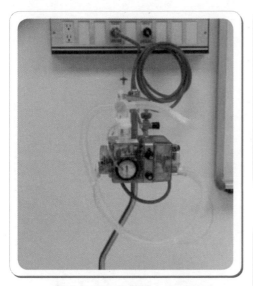

圖 4-1　IPPB 儀器－ Bird 7

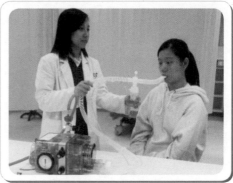

圖 4-2　執行 IPPB 治療

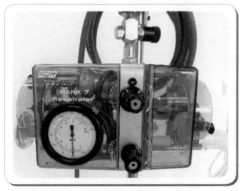

圖 4-3　IPPB 儀器－ Bird 7 正面面板

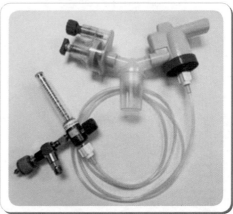

圖 4-4　IPPB 儀器－ Vortran IPPB Device

誘發性肺量計

Incentive Spirometry（IS）

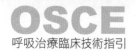

二　考生指引

● 執行目的：

利用視覺提示裝置，促進病人執行持續緩慢深吸氣及吸氣暫停，以利肺部擴張，進而預防及逆轉肺擴張不全。

● 測驗重點：

1. 能正確準備誘發性肺量計之設備。
2. 能以標準步驟完成技術。
3. 能了解並說明適應症。
4. 能了解並說明禁忌症。
5. 能了解並說明危險性。
6. 能正確執行治療前中後評估。
7. 能正確指導病患執行操作。

三 考官指引

● **測驗項目：誘發性肺量計**

● **評分重點提示**

1. 本考試目的在於為呼吸治療學系學生臨床能力之最低標準把關，不在於鑑別優劣。
2. 請掌握本題之測驗重點。
3. 請詳讀評分項目（checklist）。
4. 請參閱評分說明評分。

● **測驗時間：15 分鐘。**

● **評核重點：**

1. 執行誘發性肺量計之操作及指導病患執行操作。
2. 正確組裝用物。
3. 評估病人治療前、中、後反應。
4. 了解治療的適應症、禁忌症及危險性。

● **評分說明**

A. 執行前準備。

A-1. 能說出治療的目的：利用視覺提示裝置，促進病人執行持續緩慢深呼吸及吸氣暫停，以利肺部擴張，進而預防及逆轉肺擴張不全。

◆ 完全做到：正確說出治療的目的。

◆ 部分做到：未能完整說明治療目的。

◆ 沒有做到：未說出治療的目的。

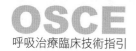

A-2. 能說出治療的適應症。

    1. 具危險因子易發展成肺擴張不全。

       -上腹部手術或胸腔手術。

       -下腹部手術。

       -長期臥床。

       -慢性阻塞性肺疾病人接受手術。

       -缺少疼痛控制。

       -胸部及腹部緊縛。

       -神經肌肉病變併呼吸肌無力。

    2. 已有肺擴張不全。

    ◆ 完全做到：正確說出適應症。

    ◆ 部分做到：缺少任一項或危險因子缺少任三項以上。

    ◆ 沒有做到：未說出適應症。

A-3. 能說出治療的禁忌症。

    1. 病人不合作或無法訓練正確使用器具。

    2. 不能作有效深呼吸的病人。（如：肺活量 [VC] ＜ 10 cc/kg 或吸氣量 [IC] ＜預測值 1/3）

    3. 氣管切開口並非禁忌，但需有肺量計的接頭。

    ◆ 完全做到：正確說出禁忌症。

    ◆ 部分做到：缺少任一項以上。

    ◆ 沒有做到：未說出適應症。

A-4. 能說出治療的危險性。

    1. 過度通氣。

    2. 疼痛控制不足引起的不舒服。

    3. 氧氣治療使用的面罩被拿掉所引起的缺氧。

    4. 氣管痙攣惡化。

    5. SpO_2 下降、心律不整、呼吸過速、高血壓、低血壓。

◆完全做到：正確說出危險性。

◆部分做到：缺少任兩項以上。

◆沒有做到：未說出危險性。

A-5. 備物。

◆完全做到：備齊誘發性肺量計（含咬嘴及短蛇管）、聽診器、脈衝式飽和血氧計（pulse oximeter）。

◆部分做到：缺少任一項。

◆沒有做到：未備物。

B. 核對醫囑。

B-1. 確定醫囑內容： 核對醫囑並確認醫囑是否有任何矛盾或差異。若醫囑有誤，於執行前須做確認或請醫師修正。

◆完全做到：完成上述操作。

◆沒有做到：未完成上述操作。

B-2. 了解醫囑內容及治療計畫。

◆完全做到：完成上述之操作。

◆部分做到：未了解醫囑內容或未了解治療計畫。

◆沒有做到：兩者皆未了解。

C. 翻閱病歷。

C-1. 入院診斷。

◆完全做到：確認入院診斷。

◆沒有做到：未確認入院診斷。

C-2. 病史及身體檢查。

◆完全做到：確認病史及身體檢查。

◆部分做到：只確認病史或只確認身體檢查。

◆沒有做到：未確認病史及身體檢查。

C-3. 入院後病程發展及治療計畫。

◆完全做到：確認入院後病程發展及治療計畫。

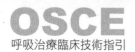

◆部分做到：只確認入院後病程發展或只確認治療計畫。

◆沒有做到：未確認。

C-4. CXR、ABG、肺功能。

◆完全做到：確認 CXR、ABG、肺功能。

◆部分做到：缺少任一項以上。

◆沒有做到：未確認。

D. 預防交互感染。

D-1. 以標準步驟洗手。

◆完全做到：以標準步驟洗手。

◆部分做到：有洗手但未以標準步驟洗手。

◆沒有做到：未執行洗手。

D-2. 遵從感染管制措施，必要時穿戴手套、口罩、隔離衣。

◆完全做到：正確遵從感染管制措施，必要時穿戴手套、口罩、隔離衣。

◆部分做到：遵從感染管制措施，但穿戴手套、口罩、隔離衣動作不流暢。

◆沒有做到：未遵從感染管制措施。

E. 組裝／測試用物功能。

E-1. 組裝用物。

◆完全做到：正確組裝用物。

◆部分做到：組裝不完整。

◆沒有做到：未正確組裝用物。

E-2. 測試浮球功能。

◆完全做到：測試浮球功能，且浮球功能異常時能發現並做出處理。

◆部分做到：測試浮球功能，但浮球功能異常時未能發現或未能做出處理。

◆沒有做到：未測試浮球功能。

F. 確認病人／解釋治療。

F-1. 自我介紹。

◆ 完全做到：清楚地向病人自我介紹（注意語言及音量）。

◆ 部分做到：向病人自我介紹，但病人未能完全了解。

◆ 沒有做到：未向病人自我介紹。

F-2. 核對病人。

◆ 完全做到：依據床頭卡、手圈核對病人的床號、姓名、病歷號。

◆ 部分做到：只核對床頭卡、手圈其中一項。

◆ 沒有做到：未核對病人。

F-3. 向病人及家屬解釋治療目的、過程及須配合的事宜。

◆ 完全做到：向病人及家屬解釋治療目的、過程及須配合的事。

◆ 部分做到：缺少任一項以上。

◆ 沒有做到：未解釋。

G. 治療前評估。

G-1. 觀察病人呼吸狀況、SpO_2、呼吸音、vital sign。

◆ 完全做到：觀察病人呼吸狀況、SpO_2、呼吸音、vital sign。

◆ 部分做到：缺少任二項以上。

◆ 沒有做到：未觀察病人。

G-2. 設定病人的目標吸氣量。

◆ 完全做到：依病人性別、年齡、身高設定病人的目標吸氣量（手術後目標吸氧量 75%）。

◆ 部分做到：目標吸氣量設定錯誤。

◆ 沒有做到：未設定目標吸氣量。

H. 執行治療。

H-1. 擺位。

◆ 完全做到：協助病人採半坐臥姿勢（45～90 度）。

◆ 部分做到：調整病人之擺位時，未注意病人而導致病人不舒服。

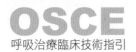

◆沒有做到：未調整病人之擺位。

H-2. 指導病人，執行治療。

1. 採橫膈式呼吸及噘嘴式呼吸。

2. 雙唇含緊咬嘴（mouth piece）緩慢深呼吸 5 ~ 10 秒。

3. 閉氣 3 ~ 5 秒。

4. 正常或噘嘴式吐氣。

5. 咳嗽。

◆完全做到：正確指導病人。

◆部分做到：未正確指導病人。

◆沒有做到：未指導病人呼吸。

H-3. 治療中評估。

1. 治療中觀察病人膚色、SpO_2、vital sign。

2. 病人如有頭暈、冒冷汗或手指末端麻痺感，應停止治療。

3. 手術後病人注意其傷口疼痛情形及疼痛藥物控制情形。

◆完全做到：正確的執行所有評估項目。

◆部分做到：缺少任一項以上。

◆沒有做到：未於治療中評估病人。

I. 治療後評估及監測。

I-1. 治療後評估病人。

◆完全做到：評估病人呼吸狀況、SpO_2、呼吸音、vital sign、痰分泌物性狀。

◆部分做到：缺少任一項以上。

◆沒有做到：未評估病人。

I-2. 效果評估。

1. 是否達成目標吸氧量。

2. 呼吸音是否改善。

3. 咳嗽能力、分泌物清除的能力是否增加。

4. CXR 是否改善。

5. FEV1 或 peak flow 明顯增加。

6. 病人主觀的反應此治療對病情有幫助。

◆完全做到：依據以上六項指標進行效果評估。

◆部分做到：缺少任二項以上。

◆沒有做到：未評估。

I-3. 病人練習和使用的觀察。

1. 練習的次數。

2. 吸氣容量或流量目標的達成。

3. 觀察期間，若病人對技巧有疑問，則必須給予教導。

◆完全做到：觀察病人練習和使用的狀況，病人對技巧有疑問時給予教學。

◆部分做到：觀察病人練習和使用的狀況但未給予教導。

◆沒有做到：未觀察病人練習和使用狀況。

I-4. 觀察病人對治療的反應。

1. 術後病人傷口疼痛情形。

2. 呼吸狀況。

3. 依病人狀況增加目標吸氣量。

◆完全做到：觀察病人術後傷口疼痛情形及呼吸狀況。

◆部分做到：只觀察病人術後傷口疼痛情形或只觀察病人呼吸狀況。

◆沒有做到：未觀察病人術後傷口疼痛情形及呼吸狀況。

J. 結束治療／整理病人單位。

J-1. 確認病人床邊安全。

◆完全做到：確定病人床邊安全，確實拉上床欄。

◆部分做到：床欄未確實固定好。

◆沒有做到：未確定病人床邊安全。

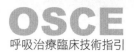

J-2. 器具放在病人拿得到的範圍內，並鼓勵病人自己練習。

◆完全做到：完成上述之操作器具放在病人拿得到的範圍內。

◆部分做到：器具未放在病人拿得到的範圍內或未鼓勵病人自己練習。

◆沒有做到：器具未放在病人拿得到的範圍內，也未鼓勵病人自己練習。

K. 洗手後記錄。

K-1. 以標準步驟洗手。

◆完全做到：以標準步驟洗手。

◆部分做到：有洗手但未以標準步驟洗手。

◆沒有做到：未執行洗手。

K-2. 記錄日期、時間。

◆完全做到：記錄日期、時間。

◆部分做到：缺少任一項。

◆沒有做到：未記錄日期、時間。

K-3. 記錄治療前、中、後監測評值結果。

◆完全做到：記錄治療前、中、後監測評值結果。

◆部分做到：缺少任一項。

◆沒有做到：未記錄治療前、中、後監測評值結果。

K-4. 記錄治療過程、病人反應。

◆完全做到：記錄治療過程、病人反應。

◆部分做到：缺少任一項。

◆沒有做到：未記錄治療過程、病人反應。

四 評分表

◎ 測驗項目：誘發性肺量計

◎ 測驗時間：15 分鐘

◎ 測驗考生：學號：　　　　　姓名：　　　　　日期：

評分項目：（A-K 項） 操作技能技術表現	評量考生			
	0	1	2	
	沒有 做到	部分 做到	完全 做到	註解
A. 執行前準備。				
A-1. 能說出治療的目的。				
A-2. 能說出治療的適應症。				
A-3. 能說出治療的禁忌症。				
A-4. 能說出治療的危險性。				
A-5. 備物。				
B. 核對醫囑。				
B-1. 確定醫囑內容。				
B-2. 了解醫囑內容及治療計畫。				
C. 翻閱病歷。				
C-1. 入院診斷。				
C-2. 病史及身體檢查。				
C-3. 入院後病程發展及治療計畫。				
C-4. CXR、ABG、肺功能。				
D. 預防交互感染。				
D-1. 以標準步驟洗手。				
D-2. 遵從感染管制措施，必要時穿戴手 　　套口罩、隔離衣。				
E. 組裝／測試用物功能。				
E-1. 組裝用物。				

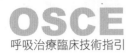
（續上表）

評分項目：（A-K 項）	評量考生			
	0	1	2	
操作技能技術表現	沒有做到	部分做到	完全做到	註解
E-2. 測試浮球功能。				
F. 確認病人／解釋治療。				
F-1. 自我介紹。				
F-2. 核對病人（床號、姓名、病歷號、床頭卡、手圈）。				
F-3. 向病人及家屬解釋治療目的、過程及須配合的事宜。				
G. 治療前評估。				
G-1. 觀察病人呼吸狀況、SpO_2、呼吸音、vital sign。				
G-2. 設定病人的目標吸氣量。				
H. 執行治療。				
H-1. 擺位。				
H-2. 指導病人，執行治療。				
H-3. 治療中評估。				
I. 治療後評估及監測。				
I-1. 治療後評估病人。				
I-2. 效果評估。				
I-3. 病人練習和使用的觀察。				
I-4. 觀察病人對治療的反應。				
J. 結束治療／整理病人單位。				
J-1 確定病人床邊安全。				
J-2. 器具放在病人拿得到的範圍內，並鼓勵病人自己練習。				
K. 洗手後記錄。				
K-1. 以標準步驟洗手。				
K-2. 記錄日期、時間。				

（續上表）

評分項目：（A-K 項）	評量考生		
	0	1	2
操作技能技術表現	沒有做到	部分做到	完全做到	註解
K-3. 記錄治療前、中、後監測評值結果。				
K-4. 記錄治療過程、病人反應。				

您認為考生整體表現如何：

整體表現	說明	不及格 1分	及格邊緣 2分	及格 3分	良好 4分	優秀 5分
	評分					

評分考官簽名：_____

五　道具、耗材（每一位考生一份）

1. 依照感染管制措施，準備適當之手套、口罩、隔離衣、護目鏡等防護裝備。

2. 誘發性肺量計及相關管路配件。

3. 聽診器。

4. 脈衝式飽和血氧計（pulse oximeter）。

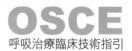

誘發性肺量計 Incentive Spirometry

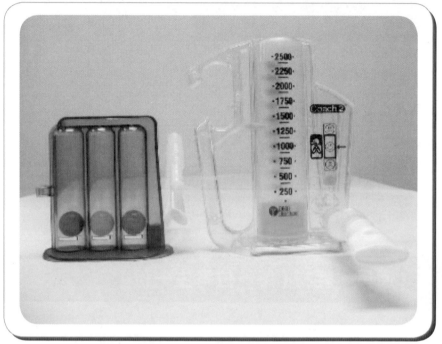

圖 5-1 誘發性肺量計（Incentive Spirometry）。

左：Tri-flow（流量式），右：Coach（容積式）

藥物吸入治療－MDI給藥技術

Meter Dose Inhaler

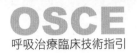

一 測驗項目：藥物吸入治療－ MDI 給藥技術
Meter Dose Inhaler

二 考生指引

● 執行目的：

由呼吸道給予吸入藥物。

● 測驗重點：

1. 能正確準備 MDI 之設備。
2. 能以標準步驟完成技術。
3. 能了解並說明適應症。
4. 能了解並說明禁忌症。
5. 能了解並說明危險性與合併症。
6. 能正確執行治療前中後評估。
7. 能正確指導病患執行操作。

三　考官指引

● 測驗項目：藥物吸入治療－ MDI 給藥技術

● 評分重點提示

1. 本考試目的在於為呼吸治療學系學生臨床能力之最低標準把關，不在於鑑別優劣。
2. 請掌握本題之測驗重點。
3. 請詳讀評分項目（checklist）。
4. 請參閱評分說明評分。

● 測驗時間：15 分鐘。

● 評核重點：

1. 執行 MDI 給藥治療及指導病患執行操作。
2. 正確組裝用物。
3. 評估病人治療前、中、後反應。
4. 了解治療的適應症、禁忌症、危險性與合併症。

● 評分說明

A. 執行前準備。

A-1. 能說出吸入藥物治療的目的。

◆ 完全做到：正確說出目的為由呼吸道給予吸入藥物。

◆ 部分做到：未能正確說明治療目的。

◆ 沒有做到：未說明。

A-2. 能說出吸入藥物治療的適應症。

1. 支氣管痙攣／哮喘。
2. 黏液纖毛清除受損。

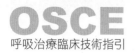

3. 氣管支氣管黏膜充血／喉部水腫。

4. 氣喘／呼吸道疾病。

5. 慢性阻塞性肺部疾病。

6. 纖維性囊腫。

7. 嚴重喉炎／氣管炎。

8. 支氣管擴張症。

9. 煙霧吸入、肺部或上呼吸道的化學損傷。

10. 上呼吸道物理性損傷。

11. 誘痰。

◆ 完全做到：能完整說出治療的適應症。

◆ 部分做到：缺少任四項以上。

◆ 沒有做到：未說出治療的適應症。

A-3. **能說出吸入藥物治療的禁忌症。**

1. 病人無法忍受。

2. 對於藥物過敏者。

◆ 完全做到：完整說明治療的禁忌症。

◆ 部分做到：缺少任一項。

◆ 沒有做到：未說出治療的禁忌症。

A-4. **能說出吸入藥物治療的危險性和合併症。**

1. 支氣管痙攣。

2. 藥物副作用。

3. 呼吸道阻塞。

◆ 完全做到：完整說明治療的危險性和合併症。

◆ 部分做到：缺少任一項以上。

◆ 沒有做到：未說出治療的危險性和合併症。

A-5. **備物。**

◆ 完全做到：備齊定量噴霧器、貯藥腔（Spacer）、聽診器。

◆部分做到：缺少任一項以上。

◆沒有做到：未備物。

B. 核對醫囑。

B-1. 確定醫囑內容：核對醫囑並確認醫囑是否有任何矛盾或差異。若醫囑有誤，於執行前須做確認或請醫師修正。

◆完全做到：完成上述操作。

◆沒有做到：未完成上述操作。

B-2. 了解醫囑內容及治療計畫。

◆完全做到：確定醫囑的藥物內容與給藥時間、噴霧治療的種類、氧氣濃度、使用的稀釋溶液、治療的頻率、每次的治療時間。

◆部分做到：缺少任三項以上。

◆沒有做到：未確認。

C. 翻閱病歷。

C-1. 入院診斷。

◆完全做到：確認入院診斷。

◆沒有做到：未確認入院診斷。

C-2. 病史及身體檢查。

◆完全做到：確認病史及身體檢查。

◆部分做到：只確認病史或只確認身體檢查。

◆沒有做到：病史及身體檢查皆未確認。

C-3. 入院後病程發展及治療計畫。

◆完全做到：確認入院後病程發展及治療計畫。

◆部分做到：只確認入院後病程發展或只確認治療計畫。

◆沒有做到：入院後病程發展及治療計畫皆未確認。

C-4. CXR、ABG、肺功能。

◆完全做到：確認 CXR、ABG、肺功能。

◆部分做到：缺少任一項以上。

◆沒有做到：未確認。

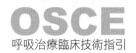
D. 預防交互感染。

D-1. 以標準步驟洗手。

◆完全做到：以標準步驟洗手。

◆部分做到：有洗手但未以標準步驟洗手。

◆沒有做到：未執行洗手。

D-2. 遵從感染管制措施，必要時穿戴手套、口罩、隔離衣。

◆完全做到：正確遵從感染管制措施，必要時穿戴手套、口罩、隔離衣。

◆部分做到：遵從感染管制措施，但穿戴手套、口罩、隔離衣動作不正確。

◆沒有做到：未遵從感染管制措施。

E. 確認病人／解釋治療。

E-1. 自我介紹。

◆完全做到：清楚地向病人自我介紹（注意語言及音量）。

◆部分做到：向病人自我介紹，但病人未能完全了解。

◆沒有做到：未向病人自我介紹。

E-2. 核對病人。

◆完全做到：依據床頭卡、手圈核對病人的床號、姓名、病歷號。

◆部分做到：只核對床頭卡、手圈其中一項。

◆沒有做到：未核對病人。

E-3. 向病人及家屬解釋治療目的、過程及須配合的事宜

◆完全做到：向病人及家屬解釋治療目的、過程及須配合的事宜。

◆部分做到：缺少任一項以上。

◆沒有做到：未解釋。

F. 核對藥物。

F-1. 三讀。

◆完全做到：自藥櫃中取出藥物罐時、抽取或測量藥物劑量時、投予藥物前，要三讀藥物標籤。

◆部分做到：缺少任一讀以上。

◆沒有做到：未執行。

F-2. 五對。

◆完全做到：準備投予藥物前五對，個案對、藥物對、劑量對、時間對、途徑對。

◆部分做到：缺少任兩對以上。

◆沒有做到：未執行。

G. 治療前評估。

G-1. 病人的外觀。

◆完全做到：評估病人有無使用呼吸輔助肌、冒冷汗、呼吸喘、發紺、說話費力。

◆部分做到：缺少任兩項以上之評估。

◆沒有做到：未評估病人的外觀。

G-2. 有無心跳增加、喘鳴聲嚴重度。

◆完全做到：評估有無心跳增加、喘鳴聲嚴重度。

◆部分做到：缺少任一項以上。

◆沒有做到：未評估。

G-3. 呼吸音、PEF、FEV1。

◆完全做到：評估呼吸音、PEF、FEV1。

◆部分做到：缺少任一項以上。

◆沒有做到：未評估。

H. 執行治療。

H-1. 請病人採坐姿，抽出 MDI 儲藥罐，用手掌溫熱後回放，打開吸入器蓋子，上下搖均吸入器約 5 至 10 次。

◆完全做到：完成上述之操作。

◆沒有做到：未執行。

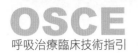

H-2. 儲藥罐底朝上，將吸入器噴口連接至貯藥腔（**spacer**），並指導病人深深呼一口氣後，並以雙唇含緊貯藥腔（**spacer**），如沒有貯藥腔（**spacer**），則請病人將吸入器置於口外約 **4** 公分處（約兩指寬）。

◆完全做到：正確指導病人完成此操作。

◆部分做到：未能正確指導病人操作。

◆沒有做到：未指導病人。

H-3. 當開始吸氣時，同時按壓吸入器一次，使藥物噴出。

◆完全做到：正確指導病人完成上述之操作。

◆部分做到：未能正確指導病人操作。

◆沒有做到：未指導病人。

H-4. 繼續慢慢吸氣吸到飽。

◆完全做到：即時提醒病人繼續慢慢吸氣吸到飽。

◆沒有做到：未提醒病人。

H-5. 吸飽氣後盡量閉住氣 **6 ~ 10** 秒鐘，然後恢復正常呼吸。

◆完全做到：提醒病人盡量閉住氣至少 6 ~ 10 秒鐘。

◆沒有做到：未提醒病人。

H-6. 吸完第一劑後，需間隔 **30 ~ 60** 秒，再吸入第二劑。

◆完全做到：兩劑使用之間需間隔 30 ~ 60 秒。

◆沒有做到：間隔時間不正確或未間隔即直接噴下一口藥物。

H-7. 吸藥後要漱口（類固醇藥物）。

◆完全做到：提醒病人若藥物為類固醇藥物，吸藥後要漱口，並完成監督。

◆部分做到：提醒但未完成監督。

◆沒有做到：未提醒也未完成監督。

I. 治療中觀察。

I-1. 藥物副作用。

◆完全做到：觀察病人是否有肌肉震顫、心搏過速、心悸、過度通氣、頭暈。

◆部分做到：缺少任兩項以上。

◆沒有做到：未執行。

I-2. 藥物執行的正確性及相關技術。

◆完全做到：治療中觀察病人藥物執行的正確性及相關技術並給予正確指導。

◆部分做到：未能正確指導病人執行操作。

◆沒有做到：未執行。

J. 治療後評估。

J-1. 藥物副作用。

◆完全做到：觀察病人是否有耐藥性、不良反應、肌肉震顫、心搏過速、心悸、過度通氣、頭暈。

◆部分做到：缺少任三項以上。

◆沒有做到：未評估。

J-2. 痰量、顏色、濃度。

◆完全做到：評估痰量、顏色、濃度。

◆部分做到：缺少任一項以上。

◆沒有做到：未評估。

J-3. 呼吸音、吐氣最大流量和 FEV1。

◆完全做到：評估呼吸音、吐氣最大流量和 FEV1。

◆部分做到：缺少任一項以上。

◆沒有做到：未評估。

J-4. Vital sign、SpO$_2$ 改善。

◆完全做到：評估 vital sign、SpO$_2$ 改善。

◆部分做到：缺少任一項以上。

◆沒有做到：未評估。

J-5. 病人情況無明顯改善且呼吸困難更惡化時，應馬上通知醫生。

◆完全做到：病人情況無明顯改善且呼吸困難更惡化時，應馬上通知醫生。

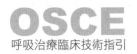

◆沒有做到：未通知醫生。

K. 結束治療／整理病人單位。

K-1. 確定病人床邊安全。

◆完全做到：確定病人床邊安全，確實拉上床欄。

◆部分做到：缺少任一項。

◆沒有做到：未執行。

K-2. 整理病人單位。

◆完全做到：移除治療設備，恢復病房原狀（例如：病人之擺位…等）。

◆部分做到：缺少其中一項。

◆沒有做到：皆未完成。

L. 洗手後記錄。

L-1. 以標準步驟洗手。

◆完全做到：以標準步驟洗手。

◆部分做到：有洗手但未以標準步驟洗手。

◆沒有做到：未執行洗手。

L-2. 記錄日期、時間。

◆完全做到：記錄日期、時間。

◆部分做到：缺少任一項。

◆沒有做到：未記錄。

L-3. 記錄治療前、中、後監測評值結果。

◆完全做到：記錄治療前、中、後監測評值結果。

◆部分做到：缺少任一項以上。

◆沒有做到：未記錄。

L-4. 記錄治療過程、病人反應。

◆完全做到：記錄治療過程、病人反應。

◆部分做到：缺少任一項。

◆沒有做到：未記錄。

四 評分表

◎ 測驗項目：藥物吸入治療— MDI 給藥技術

◎ 測驗時間：15 分鐘

◎ 測驗考生：學號：　　　　　　姓名：　　　　　　日期：

評分項目：（A-L 項）	評量考生			
	0	1	2	
操作技能技術表現	沒有做到	部分做到	完全做到	註解
A. 執行前準備。				
A-1. 能說出吸入藥物治療的目的。				
A-2. 能說出吸入藥物治療的適應症。				
A-3. 能說出吸入藥物治療的禁忌症。				
A-4. 能說出吸入藥物治療的危險性和合併症。				
A-5. 備物。				
B. 核對醫囑。				
B-1. 確定醫囑內容。				
B-2. 了解醫囑內容及治療計畫。				
C. 翻閱病歷。				
C-1. 入院診斷。				
C-2. 病史及身體檢查。				
C-3. 入院後病程發展及治療計畫。				
C-4. CXR、ABG、肺功能。				
D. 預防交互感染。				
D-1. 以標準步驟洗手。				
D-2. 遵從感染管制措施，必要時穿戴手套、口罩、隔離衣。				
E. 確認病人／解釋治療。				
E-1. 自我介紹。				
E-2. 核對病人。				

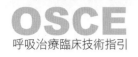

評分項目：（A-L 項）	評量考生			
	0	1	2	
操作技能技術表現	沒有做到	部分做到	完全做到	註解
E-3. 向病人及家屬解釋治療目的、過程及須配合事宜。				
F. 核對藥物。				
F-1. 三讀。				
F-2. 五對。				
G. 治療前評估。				
G-1. 病人的外觀。				
G-2. 有無心跳增加、喘鳴聲嚴重度。				
G-3. 呼吸音、PEF、FEV1。				
H. 執行治療。				
H-1. 請病人採坐姿，抽出 MDI 儲藥罐，用手掌溫熱後回放，打開吸入器蓋子，上下搖均吸入器約 5 至 10 次。				
H-2. 儲藥罐底朝上，將吸入器噴口連接至貯藥腔（spacer），並指導病人深深呼一口氣後，並以雙唇含緊貯藥腔。				
H-3. 當開始吸氣時，同時按壓吸入器一次，使藥物噴出。				
H-4. 繼續慢慢吸氣吸到飽。				
H-5. 吸飽氣後盡量閉住氣 6～10 秒，然後恢復正常呼吸。				
H-6. 吸完第一劑後，需間隔 30～60 秒，再吸入第二劑。				
H-7. 吸藥後要漱口（類固醇藥物）。				
I. 治療中觀察。				
I-1. 藥物副作用。				
I-2. 藥物執行的正確性及相關技術。				
J. 治療後評估。				
J-1. 藥物副作用。				
J-2. 痰量、顏色、濃度。				

評分項目：（A-L 項）	評量考生			
	0	1	2	
操作技能技術表現	沒有做到	部分做到	完全做到	註解
J-3. 呼吸音、吐氣最大流量和 FEV1。				
J-4. Vital sign、SpO_2 改善。				
J-5. 病人情況無明顯改善且呼吸困難更惡化時，應馬上通知醫生。				
K. 結束治療／整理病人單位。				
K-1. 確定病人床邊安全。				
K-2. 整理病人單位。				
L. 洗手後記錄。				
L-1. 以標準步驟洗手。				
L-2. 記錄日期、時間。				
L-3. 記錄治療前、中、後監測評值結果。				
L-4. 記錄治療過程、病人反應。				

您認為考生整體表現如何：

整體表現	說明	不及格 1分	及格邊緣 2分	及格 3分	良好 4分	優秀 5分
	評分					

評分考官簽名：_____

五　道具、耗材（每一位考生一份）

1. 依照感染管制措施，準備適當之手套、口罩、隔離衣、護目鏡等防護裝備。

2. 定量吸入器（Meter Dode Inhaler, MDI）。

3. 貯藥腔（Spacer）。

4. 聽診器。

5. 脈衝式飽和血氧計（pulse oximeter）。

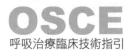

藥物吸入治療─MDI 給藥技術

Meter Dose Inhaler

－定量吸入器（MDI；Meter Dose Inhaler）
－軟霧吸入器（SMI；Soft-Mist Inhaler）
－乾粉吸入器（DPI；Dry Powder Inhalers）

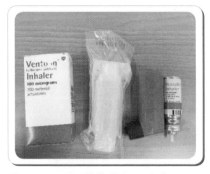

圖 6-1　MDI、貯藥腔（spacer）、吸入器及儲藥罐

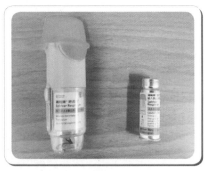

圖 6-2　SMI：Spiriva Respimat 及儲藥罐

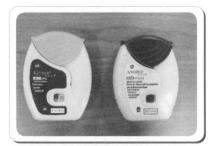

圖 6-3　DPI：Relvar Ellipta

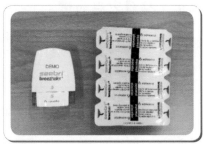

圖 6-4　DPI：Breezhaler

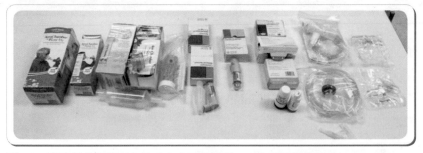

圖 6-5　臨床常見藥物吸入治療之小量噴霧器、吸入器及貯藥腔（spacer 及 holding chamber）

藥物吸入治療－
小量噴霧器給藥技術
Small Volume Nebulizer

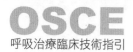

一 測驗項目：藥物吸入治療－小量噴霧器給藥技術
Small Volume Nebulizer

二 考生指引

● 執行目的：

  1. 液化痰液、誘痰。

  2. 吸入藥物。

● 測驗重點：

  1. 能正確準備小量噴霧器給藥之設備。

  2. 能以標準步驟完成技術。

  3. 能了解並說明適應症。

  4. 能了解並說明禁忌症。

  5. 能了解並說明危險性與合併。

  6. 能正確執行治療前中後評估。

  7. 能正確指導病患執行操作。

三 考官指引

● 測驗項目：藥物吸入治療—小量噴霧器給藥技術

● 評分重點提示

1. 本考試目的在於為呼吸治療學系學生臨床能力之最低標準把關，不在於鑑別優劣。
2. 請掌握本題之測驗重點。
3. 請詳讀評分項目（checklist）。
4. 請參閱評分說明評分。

● 測驗時間：15 分鐘。

● 評核重點：

1. 執行小量噴霧器給藥治療及指導病患執行操作。
2. 正確組裝用物。
3. 評估病人治療前、中、後反應。
4. 了解治療的適應症、禁忌症、危險性與合併症。

● 評分說明

A. 執行前準備。

A-1. 能說出治療的目的。

1. 液化痰液。

2. 由呼吸道給予吸入藥物。

◆ 完全做到：正確說出治療的目的

◆ 部分做到：未能正確說出治療的目的。

◆ 沒有做到：未說明治療的目的。

A-2. 能說出治療的適應症。

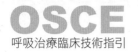

1. 支氣管痙攣／哮喘。

2. 黏液纖毛清除受損。

3. 氣管支氣管黏膜充血／喉部水腫。

4. 氣喘／呼吸道疾病。

5. 慢性阻塞性肺部疾病。

6. 纖維性囊腫。

7. 嚴重喉炎／氣管炎。

8. 支氣管擴張症。

9. 煙霧吸入、肺部或上呼吸道的化學損傷。

10. 上呼吸道物理性損傷。

11. 誘痰。

◆ 完全做到：正確說出治療的適應症。

◆ 部分做到：缺少任四項以上。

◆ 沒有做到：未說明治療的適應症

A-3. 能說出治療的禁忌症。

1. 病人無法忍受。

2. 對於藥物過敏者。

◆ 完全做到：正確說出治療的禁忌症。

◆ 部分做到：缺少任一項以上。

◆ 沒有做到：未說明治療的禁忌症。

A-4. 能說出治療的危險性和合併症。

1. 支氣管痙攣。

2. 藥物副作用。

3. 呼吸道阻塞。

◆ 完全做到：正確說出治療的危險性和合併症。

◆ 部分做到：缺少任一項以上。

◆ 沒有做到：未說出治療的危險性和合併症。

A-5. 備物。

◆完全做到：備齊流量計、噴霧器、雙頭管、藥物、咬嘴或面罩、
聽診器、Oximeter。

◆部分做到：缺少任兩項以上。

◆沒有做到：未備物。

B. 核對醫囑。

B-1. 確定醫囑內容：核對醫囑並確認醫囑是否有任何矛盾或差異。若醫
囑有誤，於執行前須做確認或請醫師修正。

◆完全做到：完成上述操作。

◆沒有做到：未完成上述操作。

B-2. 了解醫囑內容及治療計畫。

◆完全做到：確定醫囑的藥物與給藥時間、噴霧治療的種類、氧氣
濃度、使用的稀釋溶液、治療的頻率、每次的治療時間及治療計
畫。

◆部分做到：缺少任三項以上。

◆沒有做到：未執行。

C. 翻閱病歷。

C-1. 入院診斷。

◆完全做到：確認並了解入院診斷。

◆沒有做到：未確認。

C-2. 病史及身體檢查。

◆完全做到：確認病史及身體檢查。

◆部分做到：未確認病史或未確認身體檢查。

◆沒有做到：病史及身體檢查皆未確認。

C-3. 入院後病程發展及治療計畫。

◆完全做到：確認入院後病程發展及治療計畫。

◆部分做到：只確認入院後病程發展或只確認治療計畫。

◆沒有做到：未確認。

C-4. CXR、ABG、肺功能。

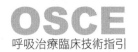

◆完全做到：確認 CXR、ABG、肺功能。

◆部分做到：只確認一項以上。

◆沒有做到：未確認。

D. 預防交互感染。

D-1. 以標準步驟洗手。

◆完全做到：以標準步驟洗手。

◆部分做到：有洗手但未以標準步驟洗手。

◆沒有做到：未執行。

D-2. 遵從感染管制措施，必要時穿戴手套、口罩、隔離衣。

◆完全做到：正確遵從感染管制措施，必要時穿戴手套、口罩、隔離衣。

◆部分做到：遵從感染管制措施，但穿戴手套、口罩、隔離衣動作不流暢。

◆沒有做到：未遵從感染管制措施。

E. 確認病人／解釋治療。

E-1. 自我介紹。

◆完全做到：清楚地向病人自我介紹（注意語言及音量）。

◆部分做到：向病人自我介紹，但病人未能完全了解。

◆沒有做到：未向病人自我介紹。

E-2. 核對病人。

◆完全做到：依據床頭卡、手圈核對病人的床號、姓名、病歷號。

◆部分做到：只核對床頭卡、手圈其中一項。

◆沒有做到：未核對病人。

E-3. 向病人及家屬解釋治療目的、過程及須配合的事宜。

◆完全做到：向病人及家屬解釋治療目的、過程及須配合的事宜。

◆部分做到：缺少任一項以上。

◆沒有做到：未執行。

F. 核對藥物。

F-1. 三讀。

◆完全做到：自藥櫃中取出藥物罐時、抽取或測量藥物劑量時、投予藥物前完成三讀。

◆部分做到：缺少任一讀以上。

◆沒有做到：未執行三讀。

F-2. 五對。

◆完全做到：準備投予藥物前完成五對：個案對、藥物對、劑量對、時間對、途徑對。

◆部分做到：缺少任兩對以上。

◆沒有做到：未執行五對。

G. 治療前評估。

G-1. 病人的外觀。

◆完全做到：觀察病人是否有使用呼吸輔助肌、冒冷汗、發紺、奇異式呼吸、機械通氣的協調性。

◆部分做到：缺少任二項以上。

◆沒有做到：未評估病人外觀。

G-2. 有無心跳增加、喘鳴聲嚴重度。

◆完全做到：評估有無心跳增加、喘鳴聲嚴重度。

◆部分做到：缺少任一項。

◆沒有做到：未評估病人心跳、喘鳴音。

G-3. 呼吸音、PEF、FEV1、SpO₂。

◆完全做到：評估呼吸音、PEF、FEV1、SpO$_2$。

◆部分做到：缺少任一項以上。

◆沒有做到：未評估。

H. 執行治療。

H-1. 組裝設備：組裝噴霧器與連接雙頭管及流量錶。

◆完全做到：正確組裝噴霧器與連接雙頭管及流量錶。

◆部分做到：未正確組裝噴霧器或連接雙頭管及流量錶。

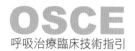
◆沒有做到：皆未完成。

H-2. 執行給藥。

1. 將藥物置於噴霧器的藥杯內。

2. 將藥物以生理食鹽水稀釋，使總量達 3 ~ 5 ml。

3. 氧氣流量開至 6 ~ 10 L/min。

4. 將噴霧器接咬嘴或面罩交給病人。

5. 教導病人由嘴巴緩慢吸氣至潮氣容積，且有 1 ~ 2 次閉氣達 10
秒。

6. 輕敲藥杯周圍。

7. 持續至氣霧不再產生。

8. 觀察藥物是否對病人造成立即性的副作用（如心跳加速和震顫）
及治療效果（如呼吸音改善最大流量和 FEV1 的改善）。

9. 意識清楚病人教導其有效咳痰；無法自咳病人予以抽痰。

10. 使用高濃度氧氣做噴霧治療須密切注意氧氣濃度變化。

11. 病人須有能力執行 FVC。

◆完全做到：依以下步驟完成操作。

◆部分做到：依上述完成操作，但有三項以上步驟未正確。

◆沒有做到：依上述完成操作，但有六項以上步驟未正確。

I. 治療中觀察。

I-1. 觀察有無藥物副作用。

◆完全做到：評估病人是否有肌肉震顫、心搏過速、心悸、頭暈、
過度通氣。

◆部分做到：缺少任兩項以上。

◆沒有做到：未執行評估。

I-2. 觀察治療執行的正確性及相關技術。

◆完全做到：治療中觀察病人治療執行的正確性及相關技術並給予
正確指導。

◆部分做到：未觀察及給予正確指導。

◆沒有做到：未執行。

I-3. 觀察病人意識狀態。

◆完全做到：治療中觀察病人意識狀態，須注意病人情況未改善與未穩定時不可離開。

◆沒有做到：未觀察病人意識狀態。

J. 治療後評估。

J-1. 評估藥物副作用。

◆完全做到：評估藥物耐藥性、肌肉震顫、心搏過速、心悸、頭暈、過度通氣。

◆部分做到：缺少任兩項以上。

◆沒有做到：未執行評估。

J-2. 痰量、顏色、濃度。

◆完全做到：依據以上三項進行治療後評估。

◆部分做到：缺少任一項以上。

◆沒有做到：未執行評估。

J-3. 呼吸音、吐氣最大流量和 **FEV1**。

◆完全做到：依據以上三項進行治療後評估。

◆部分做到：缺少任一項以上。

◆沒有做到：未執行評估。

J-4.Vital sign、**SpO$_2$** 改善。

◆完全做到：依據以上兩項進行治療後評估。

◆部分做到：缺少任一項以上。

◆沒有做到：未執行評估。

J-5. 病人情況無明顯改善且呼吸困難更惡化時，應馬上通知醫生。

◆完全做到：病人情況無明顯改善且呼吸困難更惡化時，馬上通知醫生。

◆部分做到：未馬上通知醫生。

◆沒有做到：未通知醫生。

K. 整理病人單位。

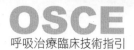

K-1. 確定病人床邊安全。

◆ 完全做到：確定病人床邊安全，確實拉上床欄。

◆ 部分做到：床欄未確實固定好。

◆ 沒有做到：未執行。

K-2. 整理病人單位。

◆ 完全做到：移除治療設備，恢復病房原狀（例如：病人之擺位…等）。

◆ 部分做到：缺少其中一項。

◆ 沒有做到：皆未完成。

L. 洗手後記錄。

L-1. 以標準步驟洗手。

◆ 完全做到：以標準步驟洗手。

◆ 部分做到：有洗手但未以標準步驟洗手。

◆ 沒有做到：未執行洗手。

L-2. 記錄日期、時間。

◆ 完全做到：記錄日期、時間。

◆ 部分做到：缺少任一項。

◆ 沒有做到：未記錄。

L-3. 記錄治療前、中、後監測評值結果。

◆ 完全做到：記錄治療前、中、後監測評值結果。

◆ 部分做到：缺少任一項以上。

◆ 沒有做到：未記錄。

L-4. 記錄治療過程、病人反應。

◆ 完全做到：記錄治療過程、病人反應。

◆ 部分做到：缺少任一項。

◆ 沒有做到：未記錄。

四　評分表

◎ 測驗項目：藥物吸入治療—小量噴霧器給藥技術

◎ 測驗時間：15 分鐘

◎ 測驗考生：學號：　　　　　姓名：　　　　　日期：

評分項目：（A-L 項）	評量考生			
	0	1	2	
操作技能技術表現	沒有做到	部分做到	完全做到	註解
A. 執行前準備。				
A-1. 能說出治療的目的。				
A-2. 能說出治療的適應症。				
A-3. 能說出治療的禁忌症。				
A-4. 能說出治療的危險性與合併症。				
A-5. 備物。				
B. 核對醫囑。				
B-1. 確定醫囑內容。				
B-2. 了解醫囑內容及治療計畫。				
C. 翻閱病歷。				
C-1. 入院診斷。				
C-2. 病史及身體檢查。				
C-3. 入院後病程發展及治療計畫。				
C-4. CXR、ABG、肺功能。				
D. 預防交互感染。				
D-1. 以標準步驟洗手。				
D-2. 遵從感染管制措施，必要時穿戴手套、口罩、隔離衣。				
E. 確認病人／解釋治療。				
E-1. 自我介紹。				

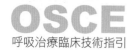

（續上表）

評分項目：（A-L 項）	評量考生			
	0	1	2	
操作技能技術表現	沒有做到	部分做到	完全做到	註解
E-2. 核對病人。				
E-3. 向病人及家屬解釋治療目的、過程及須配合事宜。				
F. 核對藥物。				
F-1. 三讀。				
F-2. 五對。				
G. 治療前評估。				
G-1. 病人的外觀。				
G-2. 有無心跳增加、喘鳴聲嚴重度。				
G-3. 呼吸音、PEF、FEV1、SpO_2。				
H. 執行治療。				
H-1. 組裝設備。				
H-2. 執行給藥。				
I. 治療中觀察。				
I-1. 觀察有無藥物副作用。				
I-2. 觀察治療執行的正確性及相關技術。				
I-3. 觀察病人意識狀態。				
J. 治療後評估。				
J-1. 評估藥物副作用。				
J-2. 痰量、顏色、濃度。				
J-3. 呼吸音、吐氣最大流量和 FEV1。				
J-4. Vital sign、ABG、SpO_2 改善。				
J-5. 病人情況無明顯改善且呼吸困難更惡化時，應馬上通知醫生。				
K. 整理病人單位。				
K-1. 確定病人床邊安全。				
K-2. 整理病人單位。				

（續上表）

評分項目：（A-L 項）	評量考生			
	0	1	2	
操作技能技術表現	沒有做到	部分做到	完全做到	註解
L. 洗手後記錄。				
L-1. 以標準步驟洗手。				
L-2. 記錄日期、時間。				
L-3. 記錄治療前、中、後監測評值結果。				
L-4. 記錄治療過程、病人反應。				

您認為考生整體表現如何：

整體表現	說明	不及格 1分	及格邊緣 2分	及格 3分	良好 4分	優秀 5分
	評分					

評分考官簽名：＿＿＿＿＿＿＿＿＿＿＿

五　道具、耗材（每一位考生一份）

1. 依照感染管制措施，準備適當之手套、口罩、隔離衣、護目鏡等防護裝備。

2. 尖峰流量計。

3. 噴霧器。

4. 雙頭管、流量表、聖誕樹。

5. 藥物。

6. 咬嘴或面罩。

7. 聽診器。

8. 脈衝式飽和血氧計（pulse oximeter）。

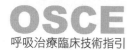

藥物吸入治療─小量噴霧器給藥技術
Small volume nebulizer

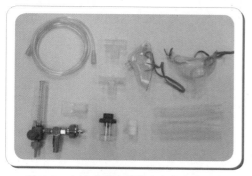

圖 7-1　小量噴霧器備物（含病人介面）

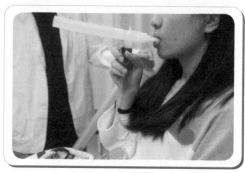

圖 7-2　小量噴霧器手持咬嘴吸藥

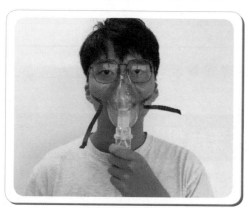

圖 7-3　小量噴霧器使用面罩介面

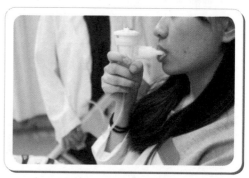

圖 7-4　可減少吐氣期藥物浪費的小量噴霧器：
Breath-Actuated Nebulizers（BANS）

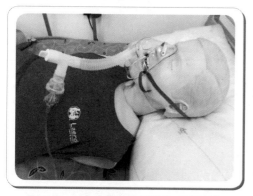

圖 7-5　小量噴霧器用於臥床病患接法

溫和霧氣治療
Bland Aerosol Therapy

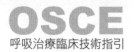

一 測驗項目：溫和霧氣治療
Bland Aerosol Therapy

二 考生指引

執行目的：

1. 治療上呼吸道喉頭水腫。
2. 使用高張的鹽水做誘發咳痰。
3. 使用加熱的溫和霧氣補充呼吸道濕氣不足。

測驗重點：

1. 能正確準備霧氣治療之設備。
2. 能以標準步驟完成技術。
3. 能了解並說明適應症。
4. 能了解並說明禁忌症。
5. 能了解並說明危險性與合併症。
6. 能正確執行治療前中後評估。
7. 能正確指導病患執行操作。

三 考官指引

● 測驗項目：溫和霧氣治療

● 評分重點提示

1. 本考試目的在於為呼吸治療學系學生臨床能力之最低標準把關，不在於鑑別優劣。
2. 請掌握本題之測驗重點。
3. 請詳讀評分項目（checklist）。
4. 請參閱評分說明評分。

● 測驗時間：15 分鐘。

● 評核重點：

1. 執行溫和霧氣治療及指導病患執行操作。
2. 正確組裝用物。
3. 評估病人治療前、中、後反應。
4. 了解治療的適應症、禁忌症、危險與合併症。

● 評分說明

A. 執行前準備。

A-1. 能說出治療的目的。

1. 治療上呼吸道喉頭水腫。

　-哮吼。

　-喘鳴聲（stridor）。

　-聲門下水腫。

　-拔管後的水腫。

　-上呼吸道術後處置。

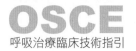

2. 使用高張的鹽水做誘發咳痰。

3. 使用加熱的溫和霧氣補充呼吸道濕氣的不足。

◆ 完全做到：正確說出治療目的。

◆ 部分做到：缺少任一項以上。

◆ 沒有做到：未說出治療目的。

A-2. 能說出治療的適應症。

1. 上呼吸道水腫。

2. 插管或作氣切造廔的病人，其上呼吸道繞道時，使用加熱的霧氣療法補充濕氣的不足。

3. 需要收集痰液或輔助支氣管衛生技術時，須使用高張的食鹽水，以誘發咳嗽。

◆ 完全做到：正確說出治療的適應症。

◆ 部分做到：缺少任一項以上。

◆ 沒有做到：未說出治療的適應症。

A-3. 能說出治療的禁忌症。

1. 支氣管收縮。

2. 有呼吸道高度敏感的病史。

3. 裝有人工心臟節律器的病人，禁止使用超音波噴霧器。

4. TB 等呼吸道傳染疾病的病人。

◆ 完全做到：正確說出治療的禁忌症。

◆ 部分做到：缺少任兩項以上。

◆ 沒有做到：未說出治療的禁忌症。

A-4. 能說出治療的危險性和合併症。

1. 喘鳴／或支氣管痙攣（有些慢性阻塞性肺疾、氣喘、囊性纖維化或其他肺疾病的患者，吸入高張生理食鹽水誘發痰液時，會導致支氣管緊縮）。

2. 感染。

3. 過度水合作用。

4. 病人感覺不適。

5. 健康照顧者暴露在肺結核的微粒中，或咳嗽時（特別是在做誘發痰液時），經由空氣或接觸，傳染到微生物。

6. 低體溫／呼吸道灼傷（改變病人的體溫，特別是嬰兒）。

7. 原本乾粘的痰液，因吸入霧氣而膨脹，造成呼吸道阻塞。

◆ 完全做到：正確說出治療的危險性和合併症。

◆ 部分做到：缺少任三項以上。

◆ 沒有做到：未說出治療的危險性和合併症。

A-5. 備物。

1. 大容量噴霧器（LVN）、小量噴霧器（SVN）、超音波噴霧器、氧氣帳（O_2 tent）等。

2. 病人介面：霧氣面罩（aerosol mask）、氧氣帳（O_2 tent）／氧氣頭罩（O_2 hood）、氣切罩（tracheostomy mask）、T 型管（T-tube）。

3. 連接用具：流量表（flow meter）、聖誕樹接頭、氧氣雙頭管。

◆ 完全做到：正確依病人需求選擇適合用具、介面及連接用具正確備物。

◆ 部分做到：有備物但缺少相關設備。

◆ 沒有做到：未備物。

B. 核對醫囑。

B-1. 確定醫囑內容：核對醫囑並確認醫囑是否有任何矛盾或差異。若醫囑有誤，於執行前須做確認或請醫師修正。

◆ 完全做到：完成上述操作。

◆ 沒有做到：未完成上述操作。

B-2. 了解醫囑內容及治療計畫。

◆ 完全做到：確定醫囑的藥物與給藥時間、噴霧治療的種類、氧氣濃度、治療的頻率、每次的治療時間。

◆ 部分做到：缺少任兩項以上。

◆ 沒有做到：未執行。

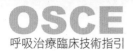

C. 翻閱病歷。

C-1. 入院診斷。

◆ 完全做到：確認並了解入院診斷。

◆ 沒有做到：未確認入院診斷。

C-2. 病史及身體檢查。

◆ 完全做到：確認病史及身體檢查。

◆ 部分做到：只確認病史或只確認身體檢查。

◆ 沒有做到：病史及身體檢查皆未確認。

C-3. 入院後病程發展及治療計畫。

◆ 完全做到：確認入院後病程發展及治療計畫。

◆ 部分做到：只確認入院後病程發展或只確認治療計畫。

◆ 沒有做到：入院後病程發展及治療計畫皆未確認。

C-4. CXR、ABG、肺功能。

◆ 完全做到：確認 CXR、ABG、肺功能。

◆ 部分做到：缺少任一項以上。

◆ 沒有做到：未確認。

D. 預防交互感染。

D-1. 以標準步驟洗手。

◆ 完全做到：以標準步驟洗手。

◆ 部分做到：有洗手但未以標準步驟洗手。

◆ 沒有做到：未執行洗手。

D-2. 遵從感染管制措施，必要時穿戴手套、口罩、隔離衣。

◆ 完全做到：正確遵從感染管制措施，必要時穿戴手套、口罩、隔離衣。

◆ 部分做到：遵從感染管制措施，但穿戴手套、口罩、隔離衣動作不正確。

◆ 沒有做到：未遵從感染管制措施。

E. 確認病人／解釋治療。

E-1. 自我介紹。

◆ 完全做到：清楚地向病人自我介紹（注意語言及音量）。

◆ 部分做到：向病人自我介紹，但病人未能完全了解。

◆ 沒有做到：未向病人自我介紹。

E-2. 核對病人。

◆ 完全做到：依據床頭卡、手圈核對病人的床號、姓名、病歷號。

◆ 部分做到：只核對床頭卡、手圈其中一項。

◆ 沒有做到：未核對病人。

E-3. 向病人及家屬解釋治療的目的、過程及須配合的事宜

◆ 完全做到：向病人家屬解釋治療的目的、過程及須配合的事宜。

◆ 部分做到：缺少任一項以上。

◆ 沒有做到：未解釋。

F. 治療前評估。

F-1. 觀察病人的外觀。

◆ 完全做到：評估病人是否有使用呼吸輔助肌、冒冷汗、呼吸喘、發紺、說話費力。

◆ 部分做到：缺少任二項以上。

◆ 沒有做到：未觀察。

F-2. 有無心跳增加、喘鳴聲嚴重度。

◆ 完全做到：評估有無心跳增加、喘鳴聲嚴重度。

◆ 部分做到：缺少任一項以上。

◆ 沒有做到：未評估。

F-3. 呼吸音。

◆ 完全做到：評估呼吸音（對稱聽診呼吸音）。

◆ 部分做到：未對稱聽診呼吸音。

◆ 沒有做到：未評估。

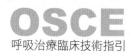

G. 組裝設備。

G-1. 核對溶液與劑量。

◆ 完全做到：核對溶液與劑量。

◆ 部分做到：缺少任一項。

◆ 沒有做到：未核對溶液與劑量。

G-2. 測試霧化器的功能。

◆ 完全做到：能正確測試霧化器的功能。

◆ 部分做到：未能正確測試霧化器的功能。

◆ 沒有做到：未測試霧化器的功能。

H. 執行治療。

H-1. 裝上流量錶。

◆ 完全做到：裝上流量錶。

◆ 部分做到：裝上流量錶，但未確實安裝好。

◆ 沒有做到：未裝上流量錶。

H-2. 倒無菌蒸餾水於噴霧器內至適當水位。

◆ 完全做到：倒無菌蒸餾水於噴霧器內至適當水位。

◆ 部分做到：無菌蒸餾水未倒至適當水位，過多或過少。

◆ 沒有做到：未倒無菌蒸餾水於噴霧器內。

H-3. 組裝設備並將設備裝置到病患。

◆ 完全做到：皆能正確執行。

◆ 部分做到：未能正確組裝設備或未能將設備裝置到病患。

◆ 沒有做到：兩者皆未能正確地執行。

H-4. 確定設備功能正常並正確提供病人使用。

◆ 完全做到：確定設備功能正常並正確提供病人使用。

◆ 部分做到：缺少任一項以上。

◆ 沒有做到：未執行。

I. 治療中評估。

I-1. 監測溫度和所需 FiO_2 濃度包含病人的穩定性及嚴重度。

◆完全做到：監測溫度和所需 FiO_2 濃度包含病人的穩定性及嚴重度。

◆部分做到：缺少任一項以上。

◆沒有做到：未監測。

I-2. 病人的反應。

◆完全做到：監測病人的反應。

◆沒有做到：未監測。

I-3. 心跳及血壓。

◆完全做到：監測心跳及血壓。

◆部分做到：缺少任一項。

◆沒有做到：未監測。

I-4. 呼吸型態、呼吸動力學、呼吸輔助肌的使用。

◆完全做到：觀察病人呼吸型態、呼吸動力學、呼吸輔助肌的使用。

◆部分做到：缺少任一項以上。

◆沒有做到：未監測。

I-5. 痰液的量、質、色、味、皮膚的顏色。

◆完全做到：觀察痰液的量、質、色、味、皮膚的顏色。

◆部分做到：未觀察痰液的性狀或未觀察皮膚顏色。

◆沒有做到：未觀察。

I-6. 呼吸音。

◆完全做到：正確評估呼吸音（對稱聽診呼吸音）。

◆部分做到：未對稱聽診呼吸音。

◆沒有做到：未評估呼吸音。

I-7. 脈衝式血氧監測值。

◆完全做到：正確執行脈衝式血氧監測。

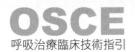

◆部分做到：未能正確執行脈衝式血氧監測。

◆沒有做到：未執行。

J. 治療後評估。

J-1. 評估病人治療後狀況。

1. 呼吸功是否降低。

2. 生命徵象是否穩定。

3. 呼吸困難情況是否改善。

4. SpO_2 或 ABG 是否改善。

◆完全做到：正確完成上述操作。

◆部分做到：缺少任兩項以上。

◆沒有做到：未執行治療後評估。

K. 結束治療／整理病人單位。

K-1. 確定病人床邊安全。

◆完全做到：確定病人床邊安全，確實拉上床欄。

◆部分做到：床欄未確實固定好。

◆沒有做到：未確定病人床邊安全。

K-2. 移除治療設備，恢復病房原狀。

◆完全做到：移除治療設備，恢復病房原狀（例如：病人之擺位…等）。

◆部分做到：缺少其中一項。

◆沒有做到：皆未完成。

L. 洗手後記錄。

L-1. 以標準步驟洗手。

◆完全做到：以標準步驟洗手。

◆部分做到：有洗手但未以標準步驟洗手。

◆沒有做到：未執行洗手。

L-2. 記錄日期、時間。

◆ 完全做到：記錄日期、時間。

◆ 部分做到：缺少任一項。

◆ 沒有做到：未記錄。

L-3. 記錄治療前、中、後監測評值結果。

◆ 完全做到：記錄治療前、中、後監測評值結果。

◆ 部分做到：缺少任一項。

◆ 沒有做到：未記錄。

M. 清潔保養。

M-1. 噴霧器必須用無菌的蒸餾水沖淨並且晾乾。

◆ 完全做到：噴霧器必須用無菌的蒸餾水沖淨並且晾乾。

◆ 部分做到：噴霧器未沖洗乾淨或未晾乾。

◆ 沒有做到：未以無菌的蒸餾水沖淨噴霧器。

M-2. 噴霧器管路每當更換病人、明顯髒污或依據感控規範時皆須更換。

◆ 完全做到：依標準方法及步驟完成噴霧器管路更換。

◆ 部分做到：步驟有錯誤。

◆ 沒有做到：未依標準方法及步驟完成更換。

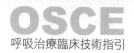

四 評分表

◎ 測驗項目：溫和霧氣治療

◎ 測驗時間：15 分鐘

◎ 測驗考生：學號：　　　　　姓名：　　　　　日期：

評分項目：（A-M 項）	評量考生			
	0	1	2	
操作技能技術表現	沒有做到	部分做到	完全做到	註解
A. 執行前準備。				
A-1. 能說出治療的目的。				
A-2. 能說出治療的適應症。				
A-3. 能說出治療的禁忌症。				
A-4. 能說出治療的危險性與合併症。				
A-5. 備物。				
B. 核對醫囑。				
B-1. 確定醫囑內容。				
B-2. 了解醫囑內容及治療計畫。				
C. 翻閱病歷。				
C-1. 入院診斷。				
C-2. 病史及身體檢查。				
C-3. 入院後病程發展及治療計畫。				
C-4. CXR、ABG、肺功能。				
D. 預防交互感染。				
D-1. 以標準步驟洗手。				
D-2. 遵從感染管制措施，必要時穿戴手套、口罩、隔離衣。				
E. 確認病人／解釋治療。				
E-1. 自我介紹。				

（續上表）

評分項目：（A-M 項）	評量考生			
	0	1	2	
操作技能技術表現	沒有做到	部分做到	完全做到	註解
E-2. 核對病人。				
E-3. 向病人及家屬解釋治療目的、過程及須配合事宜。				
F. 治療前評估。				
F-1. 觀察病人的外觀。				
F-2. 有無心跳增加、喘鳴聲嚴重度。				
F-3. 呼吸音。				
G. 組裝設備。				
G-1. 核對溶液與劑量。				
G-2. 測試霧化器的功能。				
H. 執行治療。				
H-1. 裝上流量錶。				
H-2. 倒無菌蒸餾水於噴霧器內至適當水位。				
H-3. 組裝設備並將設備裝置到病患。				
H-4. 確定設備功能正常並正確提供病人使用。				
I. 治療中評估。				
I-1. 監測溫度和所需 FiO_2 濃度包含病人的穩定性及嚴重度。				
I-2. 病人的反應。				
I-3. 心跳及血壓。				
I-4. 呼吸型態、呼吸動力學、呼吸輔助肌的使用。				
I-5. 痰液的量、質、色、味、皮膚的顏色。				
I-6. 呼吸音。				
I-7. 脈衝式血氧監測值。				

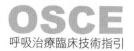
（續上表）

評分項目：（A-M 項）	評量考生			
	0	1	2	
操作技能技術表現	沒有做到	部分做到	完全做到	註解
J. 治療後評估。				
J-1. 評估病人治療後狀況。				
K. 結束治療／整理病人單位。				
K-1. 確定病人床邊安全。				
K-2. 移除治療設備，恢復病房原狀。				
L. 洗手後記錄。				
L-1. 以標準步驟洗手。				
L-2. 記錄日期、時間。				
L-3. 記錄治療前、中、後監測評值結果。				
M. 清潔保養。				
M-1.噴霧器必須用無菌的蒸餾水沖淨並且晾乾。				
M-2.噴霧器及管路在更換病人、明顯髒污或依據感控規範時須更換。				

您認為考生整體表現如何：

整體表現	說明	不及格 1分	及格邊緣 2分	及格 3分	良好 4分	優秀 5分
	評分					

評分考官簽名：＿＿＿＿＿＿＿＿＿＿

五　道具、耗材（每一位考生一份）

1. 依照感染管制措施，準備適當之手套、口罩、隔離衣、護目鏡等防護裝備。

2. 大容量噴霧器。

3. 小量噴霧器。

4. 超音波噴霧器。

5. 相關設備：霧氣面罩、氧氣帳（O_2 tent）／氧氣罩（O_2 hood）、氣切罩（tracheostomy collar / mask）、T 型管（T-tube）。

6. Flow meter、聖誕樹接頭、氧氣雙頭管。

7. 脈衝式飽和血氧計（pulse oximeter）。

8. 聽診器。

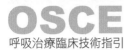
溫和霧氣治療 Bland Aerosol Therapy

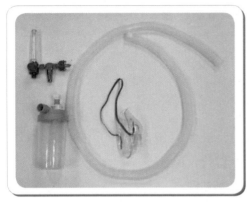

圖 8-1 大容積噴霧器（LVN）及面罩

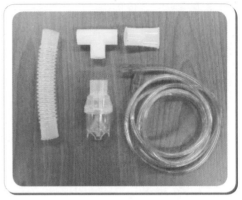

圖 8-2 小量噴霧器（SVN）及咬嘴

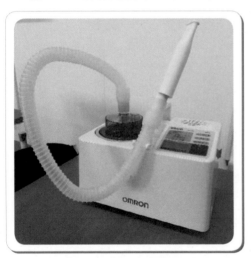

圖 8-3 超音波震盪噴霧器

氧氣治療
Oxygen Therapy

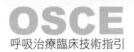

一　測驗項目：氧氣治療
Oxygen Therapy

二　考生指引

● 執行目的：

1. 預防或治療低血氧（hypoxemia）。
2. 降低心肺作功（workload）。

● 測驗重點：

1. 能正確準備氧氣治療之設備。
2. 能標準步驟完成技術。
3. 能了解並說明適應症。
4. 能了解並說明禁忌症。
5. 能了解並說明危險性。
6. 能正確執行治療前中後評估。
7. 能正確指導病患執行操作。

三 考官指引

● 測驗項目：氧氣治療

● 評分重點提示

1. 本考試目的在於為呼吸治療學系學生臨床能力之最低標準把關，不在於鑑別優劣。
2. 請掌握本題之測驗重點。
3. 請詳讀評分項目（checklist）。
4. 請參閱評分說明評分。

● 測驗時間：15 分鐘。

● 評核重點：

1. 依據病人狀況選擇合適的氧療設備給予治療及指導病患執行操作。
2. 正確組裝用物。
3. 評估病人治療前、中、後反應。
4. 了解治療的適應症、禁忌症及危險性。

● 評分說明

A. 執行前準備。

A-1. 能說出治療的目的：預防或治療低血氧（hypoxemia）、降低心肺作功（workload）。

◆完全做到：正確說明治療的目的。

◆部分做到：未能正確說明治療的目的。

◆沒有做到：未說明治療的目的。

A-2. 能說出治療的適應症。

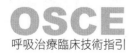

1. 有低血氧證據。

    - 成人、幼兒出現 $PaO_2 < 60$ mmHg，或 $SaO_2 < 90\%$（呼吸室內空氣）。

    - 新生兒 $PaO_2 < 50$ mmHg、$SaO_2 < 88\%$，或微血管氧氣分壓 < 40 mmHg。

2. 心肺復甦術之過程及之後。

3. 處於急性狀態

    - 呼吸急促。

    - 心跳加速。

    - 意識狀況不穩定。

    - 發紺。

4. 急性腦損傷，如：外傷、中風、Cardio pulmonary resuscitation（CPR）後之腦損傷。

5. 急性心肌梗塞、心律不整、充血性心臟衰竭。

6. 一氧化碳中毒。

7. 心肺疾病者。

8. 體腔內積氣者，如：氣腦、氣胸、皮下氣腫。

9. 開刀後的麻醉恢復期。

◆ 完全做到：正確說出適應症。

◆ 部分做到：缺少任三項以上。

◆ 沒有做到：未說出適應症。

A-3. 能說出治療的禁忌症。

◆ 完全做到：Chronic obstructive pulmonary disease（COPD）患者需注意所提供的氧氣濃度，及下列危險性／併發症之外，無特別禁忌症。

◆ 沒有做到：未能說出禁忌症。

A-4. 能說出治療的危險性。

1. 呼吸驅動力下降：當 $PaO_2 > 60$ mmHg 時，在自發呼吸合併有 $PaCO_2$ 升高之病人，可能會造成通氣抑制，常見於 COPD 病人。

2. 吸收性肺膨脹不全（absorption atelectasis）：當 $FiO_2 > 0.5$ 時，可能發生吸收性肺擴張不全，氧氣毒性及抑制纖毛或白血球功能。

3. 巴拉圭（Paraquat）中毒及使用 Bleomycin 治療之病人，須謹慎使用。

4. 氣爆與火災的危險性：使用支氣管鏡雷射治療時，應使用最低限度的氧氣，以避免氣管內燒灼。

5. 使用氧濃度越高，越增加火災危險。

6. 並用噴霧器或潮濕器，可能發生細菌感染風險。

7. 氧毒性傷害。

◆ 完全做到：正確說出危險性。

◆ 部分做到：缺少任兩項以上。

◆ 沒有做到：未說出危險性。

A-5. 備物：能依據病人狀況選擇合適的氧氣治療設備。

低流量系統：

① 鼻管（Nasal cannula）。

② 簡單型面罩（Simple mask）。

③ 部分再吸入型面罩（Partial-rebreathing mask）。

④ 非再吸入型面罩（Non-rebreathing mask）。

高流量系統：

① Air entrainment device /Venturi（凡吐利）。

② Penumoatic Jet Nebulizer（氣動噴射噴霧；LVN）。

◆ 完全做到：能依據病人狀況選擇合適的氧氣治療設備。

◆ 部分做到：選擇的氧氣治療設備並非最適合病人的。

◆ 沒有做到：未能依據病人狀況選擇合適的氧氣治療設備。

A-6. 相關備物。

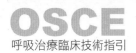

◆完全做到：聽診器、氧氣濃度分析儀、O_2 流量錶、脈衝式飽和血氧計（pulse oximeter）、潮濕器、加熱器。

◆部分做到：缺少任一項以上。

◆沒有做到：未準備相關備物。

B. 核對醫囑。

B-1. 確定醫囑內容：核對醫囑並確認醫囑是否有任何矛盾或差異。若醫囑有誤，於執行前須做確認或請醫師修正。

◆完全做到：完成上述操作。

◆沒有做到：未完成上述操作。

C. 翻閱病歷。

C-1. 入院診斷。

◆完全做到：確認入院診斷。

◆沒有做到：未確認入院診斷。

C-2. 病史及身體檢查。

◆完全做到：確認病史及身體檢查。

◆部分做到：只確認病史或只確認身體檢查。

◆沒有做到：病史及身體檢查皆未確認。

C-3. 入院後病程發展及治療計畫。

◆完全做到：確認入院後病程發展及治療計畫。

◆部分做到：只確認入院後病程發展或只確認治療計畫。

◆沒有做到：入院後病程發展及治療計畫皆未確認。

C-4. CXR、ABG、肺功能。

◆完全做到：確認 CXR、ABG、肺功能。

◆部分做到：缺少任一項以上。

◆沒有做到：未確認。

D. 預防交互感染。

D-1. 以標準步驟洗手。

◆ 完全做到：以標準步驟洗手。

◆ 部分做到：有洗手但未以標準步驟洗手。

◆ 沒有做到：未執行洗手。

D-2. 遵從感染管制措施，必要時穿戴手套、口罩、隔離衣。

◆ 完全做到：正確遵從感染管制措施，必要時穿戴手套、口罩、隔離衣。

◆ 部分做到：遵從感染管制措施，但穿戴手套、口罩、隔離衣動作不流暢。

◆ 沒有做到：未遵從感染管制措施。

E. 準備用物／組裝測試用物功能。

E-1. 組裝用物，確認所須用物配件齊全。

◆ 完全做到：確認物品包裝完整，消毒日期為有效期內。

◆ 部分做到：選擇適當給氧設備，但用物配件未齊全。

◆ 沒有做到：給氧設備不適當。

E-2. 測試相關用物功能。

◆ 完全做到：測試氧氣流量錶、氧氣筒或中央供氣系統、血氧濃度監測儀之功能。

◆ 部分做到：缺少任一項以上。

◆ 沒有做到：未測試用物功能。

E-3. 潮濕器無菌水填充。

◆ 完全做到：以無菌技術執行潮濕器無菌水填充。

◆ 部分做到：填充過程有染污。

◆ 沒有做到：未填充無菌水。

F. 確認病人／解釋治療。

F-1. 自我介紹。

◆ 完全做到：清楚地向病人自我介紹（注意語言及音量）。

◆ 部分做到：向病人自我介紹，但病人未能完全了解。

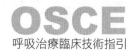

　　　　◆ 沒有做到：未向病人自我介紹。

　F-2. 核對病人。

　　　　◆ 完全做到：依據床頭卡、手圈核對病人的床號、姓名、病歷號。

　　　　◆ 部分做到：只核對床頭卡、手圈其中一項。

　　　　◆ 沒有做到：未核對病人。

　F-3. 向病人及家屬解釋治療目的、過程及須配合的事宜。

　　　　◆ 完全做到：向病人及家屬解釋治療目的、過程及須配合的事宜。

　　　　◆ 部分做到：缺少任一項以上。

　　　　◆ 沒有做到：未解釋。

G. 治療前評估。

　G-1. 觀察病人給氧前的呼吸次數、膚色、呼吸型態、SpO_2。

　　　　◆ 完全做到：給氧前，至少 1 分鐘觀察病人呼吸次數、膚色、呼吸
　　　　　型態、SpO_2。

　　　　◆ 部分做到：缺少任一項以上。

　　　　◆ 沒有做到：未確認。

　G-2. 設定病人最低之 SpO_2 目標。

　　　　◆ 完全做到：依病人年齡疾病狀況設定合適 SpO_2。

　　　　◆ 部分做到：設定之 SpO_2 不適當。

　　　　◆ 沒有做到：未設定 SpO_2。

H. 執行治療。

　H-1. 依醫囑調整適當氧濃度或流量。

　　　　◆ 完全做到：完成上述之操作。

　　　　◆ 部分做到：未調整適當氧濃度或未調整適當流量。

　　　　◆ 沒有做到：未調整適當氧濃度也未調整適當流量。

　H-2. 氧氣設備安置於病人，調好適當舒適位置，並給予心理支持直至
　　　　病人穩定，無不適主訴。

　　　　◆ 完全做到：

1. 正確組裝並正確地安置於病人身上，將病人調整至適當舒適位置，並給予心理支持直至病人穩定。

2. 病人所得氧氣濃度，依病人通氣型態而定，鼓勵支持病人維持一個平穩呼吸。

◆部分做到：未將氧氣設備安置好或未給予心理支持直至病人穩定。

◆沒有做到：未將氧氣設備安置好也未給予心理支持直至病人穩定。

H-3. 治療中，若無法達到理想氧飽和度目標時，應立即通知醫師以便做進一步處置或調整給氧流量或濃度。

◆完全做到：

1. 病人情況無明顯改善且呼吸困難更惡化時馬上通知醫生。

2. 注意事項：

- 使用鼻管或簡單型面罩，流量 $\geq$ 4 L/min 時需加裝潮濕器。

- 使用簡單型面罩時，氧氣流量須 $\geq$ 5 L/min 避免面罩內吐出之二氧化碳重吸入。

- 儲氣式面罩（部分及不再吸入型面罩）給氧之氧氣流量，須確保病人吸氣時，儲氣袋仍能充氣達 2/3。

- 氣動式氧氣治療設備在高濃度下（＞ 35%）是無法提供適當氧氣流量。

◆沒有做到：未馬上通知醫生。

◆沒有做到：未通知醫生。

I. 治療中及治療後監測及評估。

I-1. 治療中及治療後觀察病人膚色、呼吸型態、呼吸次數、SpO$_2$，必要時隨時提醒病人做正確呼吸形式。

◆完全做到：

1. 治療中隨時觀察病人膚色、呼吸型態、呼吸次數、SpO$_2$，觀察時間至少 1 分鐘，必要時隨時提醒病人做正確呼吸形式。

2. 有下列情況應立即報告醫師：

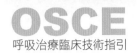

- 呼吸型態異常：呼吸困難、呼吸抑制、呼吸喘鳴音、使用呼吸輔助肌。

- 意識改變。

- 心跳加速。

- 發紺。

- 躁動不安。

- Vital sign 或 SpO_2 改變。

◆ 部分做到：未觀察病人或未提醒病人做正確呼吸形式。

◆ 沒有做到：未執行。

I-2. 血氧測量評估氧療效果。

◆ 完全做到：於正確時間內進行氧療效果評估。

1. 開始治療時。

2. 在開始治療 $FiO_2 <$ 40%，開始氧療後的 12 小時內。

3. $FiO_2 >$ 40%，在開始氧療後的 8 小時內（含麻醉後復原期）。

4. 發生急性心肌梗塞的 72 小時內。

5. 經診斷為 COPD 病人，在開始氧療後的 2 小時內。

6. 新生兒，在開始氧療後的 1 小時內。

◆ 沒有做到：不知何時該進行氧療效果評估。

J. 結束治療／整理病人單位。

J-1. 確定病人床邊安全。

◆ 完全做到：確定病人床邊安全，確實拉上床欄。

◆ 部分做到：床欄未確實固定好。

◆ 沒有做到：未確定病人床邊安全。

J-2. 緊急叫人鈴放置於病人拿得到的範圍內。

◆ 完全做到：緊急叫人鈴放置於病人拿得到的範圍內。

◆ 沒有做到：未確認緊急叫人鈴置放位置。

J-3. 維持病人床邊整齊。

◆完全做到：移除治療設備，恢復病房原狀（例如：病人之擺位…等）。

◆部分做到：缺少其中一項。

◆沒有做到：皆未完成。

K. 洗手後記錄。

K-1. 以標準步驟洗手。

◆完全做到：以標準步驟洗手。

◆部分做到：有洗手但未以標準步驟洗手。

◆沒有做到：未執行洗手。

K-2. 治療紀錄：開始日期、時間、更改設定。給氧紀錄：供氧方式、濃度、流量。

◆完全做到：記錄治療與給氧紀錄。

◆部分做到：缺少任一項。

◆沒有做到：未記錄治療與給氧紀錄。

K-3. 病人評估記錄：呼吸型態、呼吸次數、SpO_2、膚色及任何不良反應、治療過程、病人反應、精神狀態。

◆完全做到：完整記錄上述七項病人評估。

◆部分做到：缺少任三項以上。

◆沒有做到：未執行。

K-4. 記錄相關檢驗值或檢查報告。

◆完全做到：記錄相關檢驗值或檢查報告。

◆部分做到：記錄相關檢驗值或檢查報告，但有遺漏之檢驗值或報告未記錄。

◆沒有做到：未記錄相關檢驗值或檢查報告。

K-5. 記錄使用相關藥物治療。

◆完全做到：記錄使用相關藥物治療。

◆部分做到：記錄使用相關藥物治療，但有遺漏之藥物未記錄。

◆沒有做到：未記錄使用相關藥物治療。

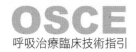
L. 設備清潔、更換及維持。

L-1. 設備更換與清潔。

◆完全做到：

1. 依標準方法及步驟完成設備更換。

   - 低流量系統：不容易造成感染危險，因此不須常規更換，必要時，可取下以肥皂清水洗淨擦乾後使用。

   - 高流量系統：因常合併使用加熱潮濕器、噴霧器及蛇管等相關設備，特別是連接於病人人工氣道，較容易產生感染危險性，目前尚未有研究顯示更換時間點，所以更換時間間隔一般依各醫院規定來訂定更換頻率。

◆部分做到：步驟有錯誤。

◆沒有做到：未依標準方法及步驟完成更換。

L-2. 設備維持。

◆完全做到：使用潮濕器時，若有管路積水，應進行排水動作。需添加無菌水時，須先將潮濕器內水倒出，再添加新無菌水。

◆部分做到：排空積水技術有誤或添加無菌水方式錯誤。

◆沒有做到：使用潮濕器管路有積水未進行排水動作或未添加無菌水。

四 評分表

◎ 測驗項目：氧氣治療

◎ 測驗時間：15 分鐘

◎ 測驗考生：學號：　　　　　　姓名：　　　　　　日期：

評分項目：（A-L 項）	評量考生			
	0	1	2	
操作技能技術表現	沒有做到	部分做到	完全做到	註解
A. 執行前準備。				
A-1. 能說出治療的目的。				
A-2. 能說出治療的適應症。				
A-3. 能說出治療的禁忌症。				
A-4. 能說出治療的危險性。				
A-5. 備物：能依據病人狀況選擇合適的氧氣治療設備。				
A-6. 相關備物：聽診器、氧氣濃度分析儀、O_2 流量錶、脈衝式飽和血氧計（pulse oximeter）、氧氣連接管、長蛇管、T 型接頭、潮濕器、加熱器。				
B. 核對醫囑。				
B-1. 確定醫囑內容。				
C. 翻閱病歷。				
C-1. 入院診斷。				
C-2. 病史及身體檢查。				
C-3. 入院後病程發展及治療計畫。				
C-4. CXR、ABG、肺功能。				
D. 預防交互感染。				
D-1. 以標準步驟洗手。				

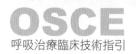

（續上表）

評分項目：（A-L 項）	評量考生			
	0	1	2	
操作技能技術表現	沒有 做到	部分 做到	完全 做到	註解
D-2. 遵從感染管制措施，必要時穿戴手套、口罩、隔離衣。				
E. 準備用物／組裝測試用物功能。				
E-1. 組裝用物，確認所須用物配件齊全。				
E-2. 測試相關用物功能。				
E-3. 潮濕器無菌水填充。				
F. 確認病人／解釋治療。				
F-1. 自我介紹。				
F-2. 核對病人。				
F-3. 向病人及家屬解釋治療目的、過程及須配合事宜。				
G. 治療前評估。				
G-1. 觀察病人給氧前的呼吸次數、膚色、呼吸型態、SpO_2。				
G-2. 設定病人最低之 SpO_2 目標。				
H. 執行治療。				
H-1. 依醫囑調整適當氧濃度或流量。				
H-2. 氧氣設備安置於病人，調好適當舒適位置，並給予心理支持直至病人穩定，無不適主訴。				
H-3. 治療中，若無法達到理想氧飽和度目標時，應立即通知醫師以便做進一步處置或調整給氧流量或濃度。				
I. 治療中及治療後監測及評估。				
I-1. 觀察病人呼吸次數、膚色、呼吸型態、心跳次數、SpO_2，必要時提醒病人做正確呼吸形式。				
I-2. 血氧測量評估氧療效果。				

（續上表）

評分項目：（A-L 項）	評量考生			
	0	1	2	
操作技能技術表現	沒有做到	部分做到	完全做到	註解
J. 結束治療／整理病人單位。				
J-1. 確定病人床邊安全。				
J-2. 緊急叫人鈴放置於病人拿得到的範圍內。				
J-3. 維持病人床邊整齊。				
K. 洗手後記錄。				
K-1. 以標準步驟洗手。				
K-2. 治療記錄：開始日期、時間、更改設定。給氧記錄：供氧方式、濃度、流量。				
K-3. 病人評估記錄：呼吸型態、呼吸次數、SpO_2、膚色及任何不良反應、治療過程、病人反應、精神狀態。				
K-4. 記錄相關檢驗值或檢查報告。				
K-5. 記錄使用相關藥物治療。				
L. 設備清潔、更換及維持。				
L-1. 設備更換與清潔。				
L-2. 設備維持。				

您認為考生整體表現如何：

整體表現	說明	不及格1分	及格邊緣2分	及格3分	良好4分	優秀5分
	評分					

評分考官簽名：_____

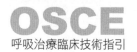
五　道具、耗材（每一位考生一份）

1. 依照感染管制措施，準備適當之手套、口罩、隔離衣、護目鏡等防護裝備。

2. Flowmeter。

3. 聖誕樹接頭。

4. 低流量氧療設備：鼻管、簡單型面罩、部分再吸入型面罩、非再吸入型面罩、氧氣帳。

5. 高流量氧療設備：Venturi（凡吐利）、Penumoatic Jet Nebulizer（氣動噴射噴霧）。

6. 介面：面罩、T 型接頭（T-piece）、氣切罩（tracheostomy mask /collar mask）、氧氣罩（O_2 hood）。

7. 潮濕設備：低流量潮濕設備（Low flow humidifier）、高流量潮濕設備（High flow humidifier）。

8. 聽診器。

氧氣治療 Oxygen therapy

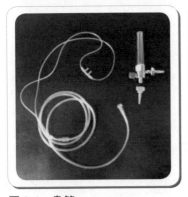

圖 9-1　鼻管
　　　　（Nasal cannula）

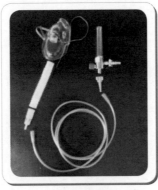

圖 9-2　凡吐利面罩
　　　　（Venturi Mask）

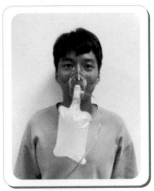

圖 9-3　簡單型面罩
　　　　（Simple mask）

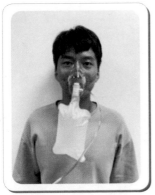

圖 9-4　非再吸入／部分再吸入型面罩
　　　　（Nonrebreathing mask / Partial
　　　　rebreathing mask）

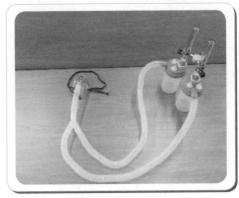

圖 9-5　高流量系統的 Double flow（LVN O$_2$
　　　　＞ 60% 時，使用雙氣源流量，以提
　　　　供病人足夠的氣體流量）

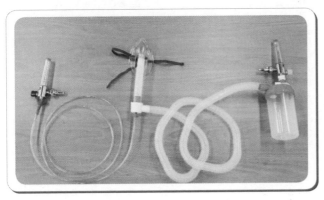

圖 9-6　凡吐利面罩（Venturi
　　　　Mask）使用潮濕瓶的
　　　　裝設方式

氧氣濃度分析
Oxygen Analysis

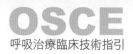
一 測驗項目：氧氣濃度分析
Oxygen Analysis

二 考生指引

● 執行目的：

偵測及確定氧氣濃度。

● 測驗重點：

1. 能正確準備氧氣濃度分析之設備。
2. 能以標準步驟完成技術。

三　考官指引

● 測驗項目：氧氣濃度分析

● 評分重點提示

1. 本考試目的在於為呼吸治療學系學生臨床能力之最低標準把關，不在於鑑別優劣。
2. 請掌握本題之測驗重點。
3. 請詳讀評分項目（checklist）。
4. 請參閱評分說明評分。

● 測驗時間：15 分鐘。

● 評核重點：

1. 執行氧氣濃度分析及氧氣濃度監測儀（Oxygen Analyzer）操作。
2. 正確組裝用物。
3. 評估病人檢測前、中、後反應。

● 評分說明

A. 執行前準備。

A-1. 能說出操作的目的。

◆ 完全做到：正確說出操作的目的為偵測及確定氧氣濃度。

◆ 部分做到：未能正確說明操作的目的。

◆ 沒有做到：未說明操作的目的。

A-2. 備物。

◆ 完全做到：備齊氧氣濃度分析儀主機、氧氣感應器（O_2 sensor）、測試接頭、連接電線。

◆ 部分做到：缺少任兩項以上。

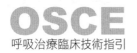
◆ 沒有做到：未備物。

B. 預防交互感染。

B-1. 以標準步驟洗手。

◆ 完全做到：以標準步驟洗手。

◆ 部分做到：有洗手但未以標準步驟洗手。

◆ 沒有做到：未執行洗手。

B-2. 遵從感染管制措施，必要時穿戴手套、口罩、隔離衣。

◆ 完全做到：正確遵從感染管制措施，必要時穿戴手套、口罩、隔離衣。

◆ 部分做到：遵從感染管制措施，但穿戴手套、口罩、隔離衣動作不流暢。

◆ 沒有做到：未遵從感染管制措施。

C. 組裝設備。

C-1. 主機連接測試接頭。

◆ 完全做到：主機連接測試接頭。

◆ 部分做到：主機連接測試接頭，但未接好。

◆ 沒有做到：未將主機連接測試接頭。

C-2. 完成氧氣濃度分析儀的 **2** 點校正。

◆ 完全做到：完成分析儀的空氣（Room air）及純氧校正。

   1. 空氣（Room air）：21%。

   2. 純氧：100%。

◆ 部分做到：只完成空氣或純氧一項校正。

◆ 沒有做到：未完成氧氣濃度分析儀之校正。

D. 確認病人／解釋檢測。

D-1. 自我介紹。

◆ 完全做到：清楚地向病人自我介紹（注意語言及音量）。

◆ 部分做到：向病人自我介紹，但病人未能完全了解。

◆ 沒有做到：未向病人自我介紹，忽略此步驟。

D-2. 核對病人。

◆完全做到：依據床頭卡、手圈核對病人的床號、姓名、病歷號。

◆部分做到：只核對床頭卡、手圈其中一項。

◆沒有做到：未核對病人。

D-3. 向病人及家屬解釋檢測目的、過程及須配合事宜。

◆完全做到：向病人家屬解釋檢測目的、過程及須配合事宜。

◆部分做到：缺少任一項以上。

◆沒有做到：未解釋。

E. 檢測前病人評估。

E-1. 病人呼吸狀況、SpO$_2$、vital sign。

◆完全做到：評估呼吸狀況、SpO$_2$、vital sign。

◆部分做到：缺少任一項以上。

◆沒有做到：未評估。

F. 氧氣測量。

F-1. 放置感應器。

1. 氧氣罩（O$_2$ Hood）：將氧氣感應器貼近於罩內病人的口鼻端，持續 1 分鐘。

2. 呼吸器：將氧氣感應器置於呼吸器進氣端，以避免潮濕影響進氣端監測濃度。

◆完全做到：正確完成氧氣測量。

◆部分做到：氧氣測量位置放置錯誤。

◆沒有做到：未完成氧氣測量。

G. 檢測後病人評估。

G-1. 病人呼吸狀況、SpO$_2$、vital sign。

◆完全做到：正確執行所有評估項目。

◆部分做到：缺少任一項以上。

◆沒有做到：未評估。

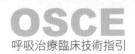
H. 評估／結束整理病人單位。

H-1. 評估病人是否繼續使用。

◆ 完全做到：評估病人有無續用的必要性。

◆ 沒有做到：未評估病人有無續用的必要性。

H-2. 回復氧氣測量前時氧氣治療設備適當正常位置。

◆ 完全做到：移除治療設備，恢復病房原狀（例如：病人之擺位…等）。

◆ 部分做到：缺少其中一項。

◆ 沒有做到：皆未完成。

H-3. 儀器清潔及消毒。

◆ 完全做到：以專用之消毒液擦拭機體、連接線、連接頭。

◆ 部分做到：遺漏機體、連接線、連接頭任一部分之清潔及消毒。

◆ 沒有做到：未完成監測儀器清潔及消毒。

I. 洗手後記錄。

I-1. 以標準步驟洗手。

◆ 完全做到：以標準步驟洗手。

◆ 部分做到：有洗手但未以標準步驟洗手。

◆ 沒有做到：未執行洗手。

I-2. 記錄日期、時間、氧氣監測濃度、記錄測量氧氣過程病人反應。

◆ 完全做到：記錄日期、時間、氧氣監測濃度、記錄測量氧氣過程病人反應。

◆ 部分做到：缺少任一項以上。

◆ 沒有做到：未做記錄。

四 評分表

◎ 測驗項目：氧氣濃度分析

◎ 測驗時間：15 分鐘

◎ 測驗考生：學號：　　　　　　姓名：　　　　　　日期：

評分項目：（A-I 項）	評量考生			
	0	1	2	
操作技能技術表現	沒有做到	部分做到	完全做到	註解
A. 執行前準備。				
A-1. 能說出操作的目的。				
A-2. 備物。				
B. 預防交互感染。				
B-1. 以標準步驟洗手。				
B-2. 遵從感染管制措施，必要時穿戴手套、口罩、隔離衣。				
C. 組裝設備。				
C-1. 主機連接測試接頭。				
C-2. 完成氧氣濃度分析儀的 2 點校正。				
D. 確認病人／解釋檢測。				
D-1. 自我介紹。				
D-2. 核對病人。				
D-3. 向病人家屬解釋檢測目的、過程及須配合事宜。				
E. 檢測前病人評估。				
E-1. 病人呼吸狀況、SpO_2、vital sign。				
F. 氧氣測量。				
F-1. 放置感應器。				
G. 檢測後病人評估。				
G-1. 病人呼吸狀況、SpO_2、vital sign。				

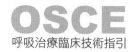
評分項目：（A-I 項）	評量考生			
	0	1	2	
操作技能技術表現	沒有做到	部分做到	完全做到	註解
H. 評估／結束整理病人單位。				
H-1. 評估病人是否繼續使用。				
H-2. 回復氧氣測量前時氧氣治療設備適當正常位置。				
H-3. 儀器清潔及消毒。				
I. 洗手後記錄。				
I-1. 以標準步驟洗手。				
I-2. 記錄日期、時間、氧氣檢測濃度、記錄測量氧氣過程病人反應。				

您認為考生整體表現如何：

整體表現	說明	不及格 1分	及格邊緣 2分	及格 3分	良好 4分	優秀 5分
	評分					

評分考官簽名：_____

五　道具、耗材（每一位考生一份）

1. 依照感染管制措施，準備適當之手套、口罩、隔離衣、護目鏡等防護裝備。

2. 氧氣濃度分析儀主機（電池）。

3. 氧氣感應器（氧氣電極）。

4. 測試接頭（T型接頭）。

5. 連接電線。

6. 聽診器。

7. 脈衝式飽和血氧計（pulse oximeter）。

氧氣濃度分析 Oxygen Analysis

－氧氣濃度分析儀（Oxygen Analyzer）

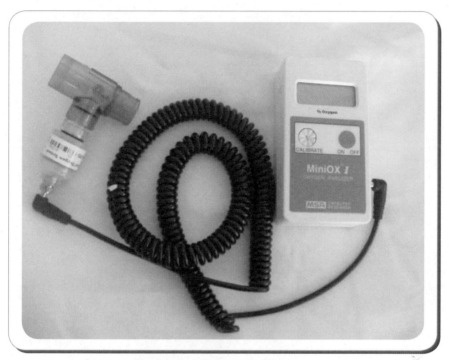

圖 10-1　氧氣濃度分析儀及氧氣感應器（O$_2$ sensor）

抽痰
Suction

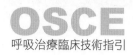

一 測驗項目：抽痰
Suction

二 考生指引

● 執行目的：

1. 確保呼吸道通暢。
2. 異物排除。
3. 預防續發性呼吸道感染。
4. 收集痰液送檢。

● 測驗重點：

1. 能正確準備抽痰技術的設備。
2. 能以標準步驟完成技術。
3. 能了解並說明適應症。
4. 能了解並說明危險性。
5. 能正確執行治療前中後評估。

三 考官指引

● **測驗項目：抽痰**

● **評分重點提示**

1. 本考試目的在於為呼吸治療學系學生臨床能力之最低標準把關，不在於鑑別優劣。
2. 請掌握本題之測驗重點。
3. 請詳讀評分項目（checklist）。
4. 請參閱評分說明評分。

● **測驗時間：15 分鐘。**

● **評核重點：**

1. 人工氣道病人之抽痰技術。
2. 評估病人治療前、中、後反應。
3. 了解治療的適應症及危險性。

● **評分說明**

A. 執行前準備。

A-1. 能說出治療的目的。

1. 確保呼吸道通暢。

2. 異物排除。

3. 預防續發性呼吸道感染。

4. 收集痰液送檢。

◆ 完全做到：完整說明治療目的。

◆ 部分做到：缺少任兩項以上。

◆ 沒有做到：未說明。

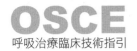

A-2. 能說出治療的適應症。

   1. 半昏迷、昏迷者。

   2. 咳嗽反射減弱或無咳嗽能力者。

   3. 痰液黏稠者。

   4. 懷疑有異物吸入者。

   5. 需收集痰液送檢協助診斷者。

   ◆ 完全做到：完整說明治療的適應症。

   ◆ 部分做到：缺少任兩項以上。

   ◆ 沒有做到：未說明。

A-3. 能說出治療的危險性。

   1. 呼吸道痙攣（wheezing）。

   2. SpO_2 下降、心律不整、呼吸急促、血壓過高、血壓過低。

   ◆ 完全做到：完整說明執行的危險性。

   ◆ 部分做到：缺少任一項以上。

   ◆ 沒有做到：未說明危險性。

A-4. 備物。

   ◆ 完全做到：備齊真空抽吸來源、壓力調節器、痰液收集瓶器、無菌手套、無菌抽痰管、清水、聽診器、脈衝式飽和血氧計（pulse oximeter）。

   ◆ 部分做到：缺少任三項以上。

   ◆ 沒有做到：未備物。

B. 核對醫囑。

B-1. 確定醫囑內容：核對醫囑並確認醫囑是否有任何矛盾或差異。若醫囑有誤，於執行前須做確認或請醫師修正。

   ◆ 完全做到：完成上述操作。

   ◆ 沒有做到：未完成上述操作。

B-2. 了解醫囑內容及治療計畫。

   ◆ 完全做到：完成上述之操作。

◆部分做到：未了解醫囑內容或未了解治療計畫。

◆沒有做到：兩者皆未了解。

C. 翻閱病歷。

C-1. 病史及身體檢查。

◆完全做到：確認病史及身體檢查。

◆部分做到：只確認一項。

◆沒有做到：未確認病史。

C-2. 入院診斷。

◆完全做到：確認並了解入院診斷。

◆沒有做到：未確認入院診斷。

C-3. 入院後病程發展及治療計畫。

◆完全做到：確認入院後病程發展及治療計畫。

◆部分做到：只確認一項。

◆沒有做到：未確認入院後病程發展。

C-4. CXR、肺功能、**ABG**。

◆完全做到：確認 CXR、ABG、肺功能。

◆部分做到：缺少任一項以上。

◆沒有做到：未確認。

D. 預防交互感染。

D-1. 以標準步驟洗手。

◆完全做到：以標準步驟洗手。

◆部分做到：有洗手但未以標準步驟洗手。

◆沒有做到：未執行洗手。

E. 組裝測試用物功能。

E-1. 測試抽痰機功能，並調整好壓力。

1. 調整抽痰機壓力至適當壓力：

-經氣道抽吸：新生兒：-80 ~ 100 mmHg、成人：< -150 mmHg。

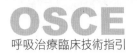
-經鼻抽吸：新生兒：-60～80 mmHg、嬰兒：-80～100 mmHg、

小孩：-100～120 mmHg、成人：-100～150 mmHg。

◆完全做到：正確調整好適當壓力。

◆部分做到：未能調整好適當壓力。

◆沒有做到：未調整抽痰機壓力。

F. 確認病人／解釋治療。

F-1. 自我介紹。

◆完全做到：清楚地向病人自我介紹（注意語言及音量）。

◆部分做到：向病人自我介紹，但病人未能完全了解。

◆沒有做到：未向病人自我介紹。

F-2. 核對病人。

◆完全做到：依據床頭卡、手圈核對病人的床號、姓名、病歷號。

◆部分做到：只核對床頭卡、手圈其中一項。

◆沒有做到：未核對病人。

F-3. 向病人及家屬解釋治療的目的、過程及須配合的事宜。

◆完全做到：向病人及家屬解釋治療目的、過程及須配合的事宜。

◆部分做到：缺少任一項以上。

◆沒有做到：未解釋。

G. 治療前評估。

G-1. 觀察病人呼吸型態、呼吸音、SpO_2、vital sign。

◆完全做到：觀察病人病人呼吸型態、呼吸音、SpO_2、vital sign。

◆部分做到：缺少任一項以上。

◆沒有做到：未觀察。

G-2. 經聽診確立病人痰液聚積部位。

◆完全做到：對稱聽診肺部呼吸音，確立病人痰液聚積部位。

◆部分做到：未對稱聽診肺部呼吸音。

◆沒有做到：未聽診肺部呼吸音。

H. 擺位。

H-1. 採平躺或側臥姿勢，抬高床頭 30 ~ 45 度。

◆ 完全做到：完成病人之擺位。且注意心導管檢查後者、頭顱手術後腦室外引流（external ventricular drain；EVD）放置者，須有醫囑，勿任意抬高。

◆ 部分做到：調整病人之擺位時，未注意病人而導致病人不舒服。

◆ 沒有做到：未調整病人之擺位。

I. 抽痰前。

I-1. 注意設定條件及觀察氧合情況。

◆ 完全做到：完成上述之操作。

◆ 部分做到：未注意設定條件或未觀察氧合情況。

◆ 沒有做到：二者皆未注意。

I-2. 給予高濃度的氧氣以防止缺氧。

◆ 完全做到：SpO_2 不穩者給予高濃度氧氣（成人／小孩給予 100% 氧氣、新生兒提升 10% 氧氣）30 ~ 60 秒。

◆ 沒有做到：未給予高濃度及高流量的氧氣。

I-3. 選擇合適抽痰管。

◆ 完全做到：選擇合適抽痰管且注意抽痰管之日期。

內管內徑	抽痰管
2.5 mm	5 ~ 6 Fr
3 ~ 3.5 mm	8 Fr
7 ~ 8.5 mm	14 ~ 16 Fr

◆ 部分做到：選擇合適抽痰管且未注意抽痰管之日期。

◆ 沒有做到：未選擇合適抽痰管。

I-4. 依病人情況配合使用口咬器協助抽痰。

◆ 完全做到：依據病人狀況評估是否使用口咬器協助抽痰，避免病人咬住氣管內管、抽痰管或咬傷嘴唇。

◆ 沒有做到：未依據病人狀況評估是否使用口咬器協助抽痰。

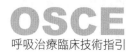

J. 抽痰中。

J-1. 撕開抽痰管接頭前端包裝，接上抽吸管路。

◆ 完全做到：撕開抽痰管接頭前端包裝，接上抽吸管路。

◆ 部分做到：撕開抽痰管接頭前端包裝，但未接上抽吸管路。

◆ 沒有做到：開口撕過大使得抽痰管滑出造成汙染。

J-2. 打開抽吸壓力調節器至 "REGULATOR"，將壓力調至適當位置。

◆ 完全做到：打開抽吸壓力調節器至 "REGULATOR"，將壓力調至適當位置。

◆ 部分做到：打開抽吸壓力調節器但未扭轉至 "REGULATOR" 或未調整至適當位置。

◆ 沒有做到：未打開壓力調節器。

J-3. 戴上無菌手套抽出抽痰管。

◆ 完全做到：戴上無菌手套抽出抽痰管，注意避免汙染抽痰管。

◆ 部分做到：抽出抽痰管時造成汙染。

◆ 沒有做到：戴上無菌手套但未抽出抽痰管。

J-4. 抽痰。

1. 以戴上無菌手套之手，將抽痰管置入氣管內管中。

2. 以未戴上手套之拇指，密合接頭處開口。

3. 戴上無菌手套之手以抽吸方式旋轉抽出抽痰管。

4. 每一次抽痰時間不超過 15 秒，避免導致口腔鼻黏膜出血或缺氧，而續發心律不整。

5. 動作輕柔並觀察病人，勿反覆來回戳，預防刺激造成支氣管痙攣。

◆ 完全做到：正確執行上述步驟。

◆ 部分做到：缺少上述任一項步驟以上。

◆ 沒有做到：未能完成抽痰。

J-5. 依照氣管內管（或氣切）→鼻子→口腔順序進行抽痰。

◆ 完全做到：依照氣管內管（或氣切）→鼻子→口腔進行抽痰。

◆ 部分做到：順序錯誤。

◆ 沒有做到：未進行抽痰。

J-6. 觀察痰黏稠度、量及顏色。

◆ 完全做到：觀察痰黏稠度、量及顏色。

◆ 沒有做到：未觀察痰黏稠度、量及顏色。

J-7. 兩次抽痰間隔 2～3 分鐘並給予 100% 氧氣，或以甦醒器擠壓 4～6 次供氣。

◆ 完全做到：兩次抽痰間給氧，必要時合併甦醒器擠壓供氣至病人穩定。

◆ 部分做到：兩次抽痰間給氧，但未至病人 SpO_2 穩定即進行下一次抽痰。

◆ 沒有做到：未依照上述執行。

J-8. 評估咳嗽功能。

◆ 完全做到：評估咳嗽功能。

◆ 沒有做到：未評估咳嗽功能。

K. 抽痰後。

K-1. 丟棄抽痰管。

◆ 完全做到：將手套反折包住抽痰管後丟入感染性垃圾桶。

◆ 部分做到：未正確執行任一項。

◆ 沒有做到：未將手套反摺包住抽痰管也未丟入感染性垃圾桶。

K-2. 沖洗清潔管路。

◆ 完全做到：抽吸清水溶液，沖洗清潔管路。

◆ 沒有做到：未沖洗清潔管路。

K-3. 關上壓力鈕。

◆ 完全做到：關上壓力鈕。

◆ 沒有做到：未關上壓力鈕。

K-4. 評值病人呼吸是否改善。

◆ 完全做到：

1. 評值病人呼吸是否改善。

2. 觀察病人是否出現如低血氧、氣管痙攣、出血、氣管損傷、心律不整等併發症。

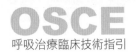

◆沒有做到：未評值病人呼吸是否改善。

K-5. 調回氧氣濃度。

◆完全做到：依 SpO_2 回復情形，調回氧氣濃度。

◆沒有做到：未依 SpO_2 回復情形，調回氧氣濃度。

L. 抽痰後評估。

L-1. 觀察病人呼吸型態、呼吸音、SpO_2、vital sign。

◆完全做到：正確執行所有評估項目。

◆部分做到：缺少任一項以上。

◆沒有做到：未評估。

M. 結束抽痰／整理病人單位。

M-1. 確認病人安全。

◆完全做到：確定病人床邊安全，確實拉上床欄。

◆部分做到：床欄未確實固定好或忘記洗手。

◆沒有做到：未執行。

M-2. 整理病人單位。

◆完全做到：移除治療設備，恢復病房原狀（例如：病人之擺位…等）。

◆部分做到：缺少其中一項。

◆沒有做到：皆未完成。

N. 洗手後記錄。

N-1. 以標準步驟洗手。

◆完全做到：以標準步驟洗手。

◆部分做到：有洗手但未以標準步驟洗手。

◆沒有做到：未執行洗手。

N-2. 記錄日期、時間、病人反應。

◆完全做到：記錄日期、時間、病人反應。

◆部分做到：缺少任一項以上。

◆沒有做到：未記錄。

四 評分表

◎ 測驗項目：抽痰

◎ 測驗時間：15 分鐘

◎ 測驗考生：學號：　　　　　姓名：　　　　　日期：

評分項目：（A-N 項）	評量考生			
	0	1	2	
操作技能技術表現	沒有做到	部分做到	完全做到	註解
A. 執行前準備。				
A-1. 能說出治療的目的。				
A-2. 能說出治療的適應症。				
A-3. 能說出治療的危險性。				
A-4. 備物。				
B. 核對醫囑。				
B-1. 確定醫囑內容。				
B-2. 了解醫囑內容及治療計畫。				
C. 翻閱病歷。				
C-1. 病史及身體檢查。				
C-2. 入院診斷。				
C-3. 入院後病程發展及治療計劃。				
C-4. CXR、肺功能、ABG。				
D. 預防交互感染。				
D-1. 以標準步驟洗手。				
E. 組裝測試用物功能。				
E-1. 測試抽痰機功能，並調整好壓力。				
F. 確認病人／解釋治療。				
F-1. 自我介紹。				
F-2. 核對病人。				

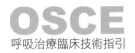
（續上表）

評分項目：（A-N 項）	評量考生			
	0	1	2	
操作技能技術表現	沒有做到	部分做到	完全做到	註解
F-3. 向病人及家屬解釋治療目的、過程及須配合事宜。				
G. 治療前評估。				
G-1. 觀察病人呼吸型態、呼吸音、SpO$_2$、vital sign。				
G-2. 經聽診確立病人痰液聚積部位。				
H. 擺位。				
H-1. 採平躺或側臥姿勢，抬高床頭 30～45 度。				
I. 抽痰前。				
I-1. 注意設定條件及觀察氧合情況。				
I-2. 給予高濃度的氧氣以防止缺氧。				
I-3. 選擇合適抽吸管。				
I-4. 依病人情況配合使用口咬器協助抽痰。				
J. 抽痰中。				
J-1. 撕開抽痰管接頭前端包裝，接上抽吸管路。				
J-2. 打開抽吸壓力調節器至 "REGULATOR"，將壓力調至適當位置。				
J-3. 戴上無菌手套抽出抽痰管。				
J-4. 抽痰。				
J-5. 依照氣管內管（或氣切）→鼻子→口腔順序進行抽痰。				
J-6. 觀察痰黏稠度、量及顏色。				
J-7. 兩次抽痰間隔 2～3 分鐘並給予 100% 氧氣，或以甦醒器擠壓 4～6 次供氣。				

（續上表）

評分項目：（A-N 項）	評量考生			
	0	1	2	
操作技能技術表現	沒有 做到	部分 做到	完全 做到	註解
J-8. 評估咳嗽功能。				
K. 抽痰後。				
K-1. 丟棄抽痰管。				
K-2. 沖洗清潔管路。				
K-3. 關上壓力鈕。				
K-4. 評值病人呼吸是否改善。				
K-5. 調回氧氣濃度。				
L. 抽痰後評估。				
L-1. 觀察病人呼吸型態、呼吸音、SpO_2、 vital sign。				
M. 結束治療／整理病人單位。				
M-1. 確認病人安全。				
M-2. 整理病人單位。				
N. 洗手後記錄。				
N-1. 以標準步驟洗手。				
N-2. 記錄日期、時間、病人反應。				

您認為考生整體表現如何：

整體 表現	說明	不及格 1分	及格邊緣 2分	及格 3分	良好 4分	優秀 5分
	評分					

評分考官簽名：＿＿＿＿＿＿＿＿＿＿

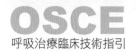
五　道具、耗材（每一位考生一份）

1. 依照感染管制措施，準備適當之手套、口罩、隔離衣、護目鏡等防護裝備。
2. 真空抽吸來源。
3. 壓力調節器。
4. 痰液收集瓶器。
5. 無菌手套。
6. 無菌抽痰管。
7. 清水。
8. 甦醒器。
9. 聽診器。
10. 脈衝式飽和血氧計（pulse oximeter）。

抽痰 Suction

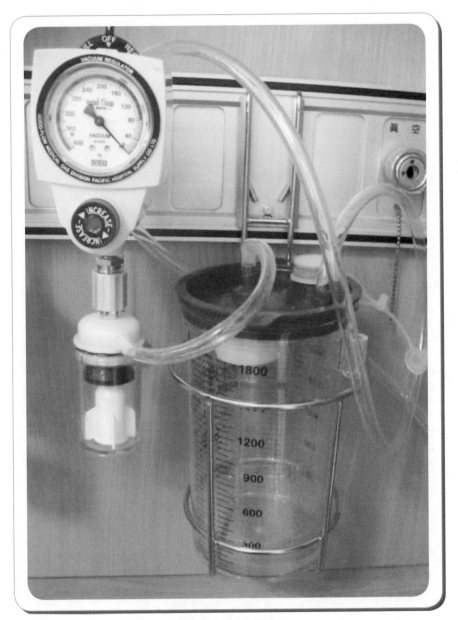

圖 11-1　抽痰裝置

氣囊壓力測量
Cuff Pressure Measurement

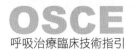

一 測驗項目：氣囊壓力測量
Cuff Pressure Measurement

二 考生指引

● 執行目的：

1. 保持氣囊壓力小於氣管黏膜微血管灌流壓（20～25 mmHg）。
2. 預防及減低吸入性肺炎。
3. 預防漏氣使病人得到定量潮氣容積。

● 測驗重點：

1. 能正確準備氣囊壓力測量之設備。
2. 能以標準步驟完成技術。
3. 能了解並說明操作適應症。
4. 能了解並說明操作危險性。
5. 能正確執行操作前中後評估。

三 考官指引

● **測驗項目：氣囊壓力測量**

● **評分重點提示**

1. 本考試目的在於為呼吸治療學系學生臨床能力之最低標準把關，不在於鑑別優劣。
2. 請掌握本題之測驗重點。
3. 請詳讀評分項目（checklist）。
4. 請參閱評分說明評分。

● **測驗時間：15 分鐘。**

● **評核重點：**

1. 執行監測氣囊壓力及判讀監測值。
2. 評估病人監測前、中、後反應。
3. 了解監測的適應症及危險性。

● **評分說明**

A. 執行前準備。

A-1. 能說出操作的目的。

1. 保持氣管內管或氣切管之氣囊壓力小於氣管黏膜微血管灌流壓（20～25 mmHg）。
2. 預防及減低吸入性肺炎。
3. 預防漏氣使病人得到定量潮氣容積。

◆ 完全做到：完整說明操作的目的。

◆ 部分做到：缺少任一項以上。

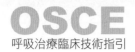
◆ 沒有做到：未說明操作的目的。

A-2. 能說出操作的適應症。

◆ 完全做到：所有使用氣管內管或氣切等附有氣囊之病人。

◆ 部分做到：未能正確說明操作的適應症。

◆ 沒有做到：未說明操作的適應症。

A-3. 能說出操作的危險性。

1. 壓力 > 30 mmHg，影響動脈血流。

2. 壓力過大易導致氣管食道廔管。

3. 壓力過小易導致機械通氣量不足、吸入性肺炎。

◆ 完全做到：完整說明操作的危險性。

◆ 部分做到：缺少任一項以上。

◆ 沒有做到：未說明操作的危險性。

A-4. 備物。

◆ 完全做到：備齊氣囊壓力測試計（cuff pressure manometer）、聽診器、10 c.c. 空針、脈衝式飽和血氧計（pulse oximeter）。

◆ 部分做到：缺少任一項以上。

◆ 沒有做到：未備物。

B. 核對醫囑。

B-1. 確定醫囑內容： 核對醫囑並確認醫囑是否有任何矛盾或差異。若醫囑有誤，於執行前須做確認或請醫師修正。

◆ 完全做到：完成上述操作。

◆ 沒有做到：未完成上述操作。

B-2. 了解醫囑內容及治療計畫。

◆ 完全做到：了解醫囑內容及治療計畫。

◆ 部分做到：未了解醫囑內容或未了解治療計畫。

◆ 沒有做到：兩者皆未了解。

C. 翻閱病歷。

C-1. 入院診斷。

　　◆完全做到：確認入院診斷。

　　◆沒有做到：未確認入院診斷。

C-2. 病史及身體檢查。

　　◆完全做到：確認病史及身體檢查。

　　◆部分做到：只確認病史或只確認身體檢查。

　　◆沒有做到：兩者皆未確認。

C-3. 入院後病程發展及治療計畫。

　　◆完全做到：確認入院後病程發展及治療計畫。

　　◆部分做到：只確認入院後病程發展或只確認治療計畫。

　　◆沒有做到：兩者皆未確認。

C-4. CXR、ABG、肺功能。

　　◆完全做到：確認 CXR、ABG、肺功能。

　　◆部分做到：缺少任一項以上。

　　◆沒有做到：未確認。

D. 預防交互感染。

D-1. 以標準步驟洗手。

　　◆完全做到：以標準步驟洗手。

　　◆部分做到：有洗手但未以標準步驟洗手。

　　◆沒有做到：未執行洗手。

E. 組裝測試用物功能。

E-1. 確認用物配件齊全。

　　◆完全做到：依據備物確認用物配備齊全。

　　◆部分做到：用物配備未齊全。

　　◆沒有做到：未確認用物配備。

E-2. 測試及消毒氣囊壓力測試計（**cuff pressure manometer**）。

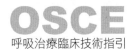

◆完全做到：測試及消毒氣囊壓力測試計。

◆部分做到：僅測試氣囊壓力測試計或僅消毒氣囊壓力測試計。

◆沒有做到：兩者皆未執行。

E-3. 測試及消毒聽診器。

◆完全做到：測試及消毒聽診器。

◆部分做到：僅測試聽診器或僅消毒聽診器。

◆沒有做到：未執行。

F. 確認病人／解釋監測。

F-1. 自我介紹。

◆完全做到：清楚地向病人自我介紹（注意語言及音量）。

◆部分做到：向病人自我介紹，但病人未能完全了解。

◆沒有做到：未向病人自我介紹。

F-2. 核對病人。

◆完全做到：依據床頭卡、手圈核對病人的床號、姓名、病歷號。

◆部分做到：只核對床頭卡、手圈其中一項。

◆沒有做到：未核對病人。

F-3. 向病人及家屬解釋監測目的、過程及須配合事宜。

◆完全做到：向病人及家屬解釋監測目的、過程及須配合事宜。

◆部分做到：缺少任一項以上。

◆沒有做到：未解釋。

G. 監測前評估。

G-1. 觀察病人呼吸狀況、SpO_2、呼吸音、**vital sign**。

◆完全做到：觀察病人呼吸狀況、SpO_2、呼吸音、vital sign。

◆部分做到：缺少任一項以上。

◆沒有做到：未評估。

G-2. 確認人工氣道種類、大小、固定位置。

◆完全做到：確認人工氣道種類、大小、固定位置。

◆ 部分做到：缺少任一項以上。

◆ 沒有做到：未確認。

H. 抽痰。

H-1. 執行抽痰。

◆ 完全做到：抽痰以清除口鼻、氣道分泌物。

◆ 部分做到：抽痰技術待加強，無法確實清除氣道分泌物。

◆ 沒有做到：未執行抽痰。

I. 執行監測：測量方法有三種。

方法一：最小阻塞量技術（minimal occluding volume technique）。

操作步驟：

1. 將氣囊氣體抽出。

2. 將聽診器置於病人喉部，把氣體緩慢注入氣囊內，直到呼吸器進氣時未聽見漏氣聲音（以達到不漏氣的最小壓力為原則）。

3. 觀察吸氣與吐氣潮氣容積誤差在 10% 內。

4. 觀察病人吐氣時氣囊壓力測量計的壓力。

5. 注意事項：

   -是否有嚴重漏氣現象，而影響病人通氣量與呼吸型態。

   -注意測量單位。

   -氣囊壓力值會因氣管內管大小、氣管內管固定位置、氣管食道廔管、氣切洞口太大而有不同。

◆ 完全做到：依 方法一 之步驟完成操作。

◆ 部分做到：依 方法一 之步驟完成操作，但氣囊壓力過高或過低。

◆ 沒有做到：未依 方法一 之步驟完成操作。

方法二：最小漏氣量技術（minimal air leak technique）。

操作步驟：

1. 將氣體抽出。

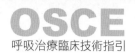

2. 將聽診器置於病人喉部，以空針將氣體緩慢注入氣囊內，直到呼吸器進氣時未聽見氣流聲音時，再抽出一點點氣體。

3. 觀察吸氣與吐氣潮氣容積誤差在 10% 內。

4. 觀察病人吐氣時氣囊壓力測量計的壓力。

5. 注意事項：

   -是否有嚴重漏氣現象，而影響病人通氣量與呼吸型態。

   -注意測量單位。

   -氣囊壓力值會因氣管內管大小、氣管內管固定位置、氣管食道廔管、氣切洞口太大而有不同。

◆ 完全做到：依 方法二 之步驟完成操作。

◆ 部分做到：依 方法二 之步驟完成操作，但氣囊壓力過高或過低。

◆ 沒有做到：未依 方法二 之步驟完成操作。

方法三 ：

1. 直接以氣囊壓力測試計（Cuff pressure manometer）測量，維持壓力於正常值 25～30 cmH$_2$O（20～25 mmHg）。

2. 觀察吸氣與吐氣潮氣容積誤差在 10% 內。

3. 注意事項：

   -是否有嚴重漏氣現象，而影響病人通氣量與呼吸型態。

   -注意測量壓力單位。

   -Cuff pressure manometer 測量的壓力應為吐氣期的壓力。

◆ 完全做到：依 方法三 之步驟完成操作。

◆ 部分做到：依 方法三 之步驟完成操作，但氣囊壓力未於正常值內。

◆ 沒有做到：未依 方法三 之步驟完成操作。

J. 監測後評估。

J-1. 觀察病人呼吸狀況、SpO$_2$、呼吸音、**vital sign**、痰量與性狀、意識、顱內壓。

◆完全做到：正確執行所有評估項目。

◆部分做到：缺少任三項以上。

◆沒有做到：未評估。

K. 整理病人單位。

K-1. 確定病人床邊安全。

◆完全做到：確定病人床邊安全，確實拉上床欄。

◆部分做到：床欄未確實固定好。

◆沒有做到：未執行。

K-2. 移除監測設備，恢復病房原狀。

◆完全做到：移除治療設備，恢復病房原狀（例如：病人之擺位…等）。

◆部分做到：缺少其中一項。

◆沒有做到：皆未完成。

K-3. 清潔消毒設備。

◆完全做到：以消毒液清潔測量儀器。

◆部分做到：遺漏部分設備清潔。

◆沒有做到：未完成儀器消毒。

L. 洗手後記錄。

L-1. 以標準步驟洗手。

◆完全做到：以標準步驟洗手。

◆部分做到：有洗手但未以標準步驟洗手。

◆沒有做到：未執行洗手。

L-2. 記錄日期、時間、氣囊壓力。

◆完全做到：記錄日期、時間、氣囊壓力。

◆部分做到：缺少任一項以上。

◆沒有做到：未記錄。

L-3. 監測前中後反應。

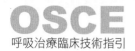

◆ 完全做到：記錄監測前中後反應。

◆ 部分做到：缺少任一項。

◆ 沒有做到：未記錄。

M. 了解氣囊漏氣原因及處理方法。

M-1. 常見氣囊漏氣原因及處理方法。

1. 破掉：請醫師更換氣管內管或氣切管。

2. 氣囊壓力不足：增加壓力至正常值。

3. 氣管內管放太淺：配合 CXR，依醫囑內推至合適位置（在吸氣期時內推）。

4. 氣管食道瘻管：

　- 觀察痰液中是否有消化道液體。

　- 觀察 NG 反抽物是否有痰液。

　- 執行甲基藍測試。

　- 安排支氣管鏡或胃鏡。

　- 會診外科。

5. 氣切洞口太大：請醫師確認，必要時會診外科處理。

6. 吸氣壓力過高：了解氣道壓力過高原因並處理之。

◆ 完全做到：能依據氣囊漏氣原因進行處理。

◆ 部分做到：未能依據氣囊漏氣原因進行處理。

◆ 沒有做到：未發現氣囊漏氣。

四 評分表

◎ 測驗項目：氣囊壓力測量

◎ 測驗時間：15 分鐘

◎ 測驗考生：學號：　　　　姓名：　　　　日期：

評分項目：（A-M 項）	評量考生		
	0	1	2
操作技能技術表現	沒有做到	部分做到	完全做到	註解
A. 執行前準備。				
A-1. 能說出操作的目的。				
A-2. 能說出操作的適應症。				
A-3. 能說出操作的危險性。				
A-4. 備物。				
B. 核對醫囑。				
B-1. 確定醫囑內容。				
B-2. 了解醫囑內容及治療計畫。				
C. 翻閱病歷。				
C-1. 入院診斷。				
C-2. 病史及身體檢查。				
C-3. 入院後病程發展及治療計畫。				
C-4. CXR、ABG、肺功能。				
D. 預防交互感染。				
D-1. 以標準步驟洗手。				
E. 組裝測試用物功能。				
E-1. 確認用物配件齊全。				
E-2. 測試及消毒氣囊壓力測試計（cuff pressure manometer）。				
E-3. 測試及消毒聽診器。				

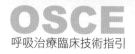

（續上表）

評分項目：（A-M 項）	評量考生		
	0	1	2
操作技能技術表現	沒有做到	部分做到	完全做到	註解

操作技能技術表現	0 沒有做到	1 部分做到	2 完全做到	註解
F. 確認病人／解釋監測。				
F-1. 自我介紹。				
F-2. 核對病人。				
F-3. 向病人及家屬解釋監測目的、過程及須配合事宜。				
G. 監測前評估。				
G-1. 觀察病人呼吸狀況、SpO_2、呼吸音、vital sign。				
G-2. 確認人工氣道種類、大小、固定位置。				
H. 抽痰。				
H-1. 執行抽痰。				
I. 執行監測：測量方法有三種。				
方法一：最小阻塞量技術（minimal occluding volume technique）。				
方法二：最小漏氣量技術（minimal air leak technique）。				
方法三：直接以氣囊壓力測試計（Cuff pressure manometer）測量，維持壓力於正常值 25～30 cmH_2O（20～25 mmHg）。				
J. 監測後評估。				
J-1. 觀察病人呼吸狀況、SpO_2、呼吸音、vital sign、痰量與性狀、意識、顱內壓。				
K. 結束治療／整理病人單位。				
K-1. 確定病人床邊安全。				
K-2. 移除監測設備，恢復病房原狀。				
K-3. 清潔消毒設備。				

（續上表）

評分項目：（A-M 項）	評量考生			
	0	1	2	
操作技能技術表現	沒有 做到	部分 做到	完全 做到	註解
L. 洗手後記錄。				
L-1. 以標準步驟洗手。				
L-2. 記錄日期、時間、氣囊壓力。				
L-3. 監測前中後反應。				
M. 了解氣囊漏氣原因及處理方法。				
M-1.常見氣囊漏氣原因及處理方法。				

您認為考生整體表現如何：

整體 表現	說明	不及格 1分	及格邊緣 2分	及格 3分	良好 4分	優秀 5分
	評分					

評分考官簽名：＿＿＿＿＿＿＿＿＿＿＿＿

五　道具、耗材（每一位考生一份）

1. 依照感染管制措施，準備適當之手套、口罩、隔離衣、護目鏡等防護裝備。
2. 氣囊壓力測量計（Cuff pressure manometer）。
3. 聽診器。
4. 消毒用酒精棉。
5. 10 c.c. 空針。
6. 脈衝式飽和血氧計（pulse oximeter）。

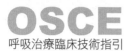
氣囊壓力測量 Cuff pressure measurement

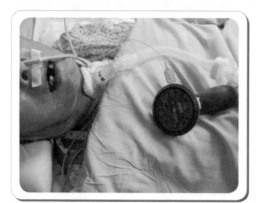

圖 12-1　氣囊壓力測量計（Cuff pressure manometer）

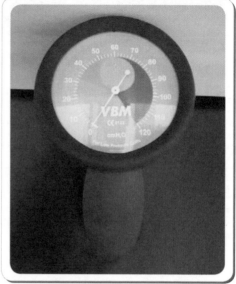

圖 12-2　氣囊壓力測量計（Cuff pressure manometer）

氣囊漏氣試驗

Cuff Leak Test

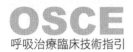

一　測驗項目：氣囊漏氣試驗
　　Cuff Leak Test

二　考生指引

● 執行目的：

　　預測病人拔管後是否會發生上呼吸道阻塞的問題，例如聲門水腫（glottic edema）或喘鳴（stridor）。

● 測驗重點：

1. 能正確準備氣囊壓力測量之設備。
2. 能以標準步驟完成技術。
3. 能了解並說明監測的適應症。
4. 能了解並說明監測的禁忌症。
5. 能了解並說明監測的危險性。
6. 能正確執行治療前中後評估。

三 考官指引

● 測驗項目：氣囊漏氣試驗

● 評分重點提示

1. 本考試目的在於為呼吸治療學系學生臨床能力之最低標準把關，不在於鑑別優劣。
2. 請掌握本題之測驗重點。
3. 請詳讀評分項目（checklist）。
4. 請參閱評分說明評分。

● 測驗時間：15 分鐘。

● 評核重點：

1. 執行氣囊漏氣試驗及判讀氣囊漏氣值。
2. 評估病人監測前、中、後反應。
3. 了解監測的適應症、禁忌症及危險性。

● 評分說明

A. 執行前準備。

A-1. 能說出監測的目的：預測病人拔管後是否會發生上氣道的阻塞問題，例如聲門水腫（glottic edema）或喘鳴（stridor）。

◆ 完全做到：正確說出監測的目的。

◆ 部分做到：未能正確說出監測的目的。

◆ 沒有做到：未說明監測的目的。

A-2. 能說出監測的適應症：預計拔除氣管內管病人。

◆ 完全做到：正確說出監測的適應症。

◆ 部分做到：未能正確說出監測的適應症。

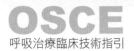
◆ 沒有做到：未說明監測的適應症。

A-3. 能說出監測的禁忌症。

無絕對禁忌症，但 vitla sign 不穩定者及容易反嘔者，須留意風險。

◆ 完全做到：正確說出監測的相關禁忌症。

◆ 部分做到：未能正確說出監測的相關禁忌症。

◆ 沒有做到：未說明禁忌症。

A-4. 能說出監測的危險性。

1. 呼吸道痙攣（wheezing）。

2. 吸入性肺炎。

3. SpO_2 下降、心律不整、呼吸急促、血壓過高、血壓過低。

◆ 完全做到：能說出危險性。

◆ 部分做到：缺少任一項。

◆ 沒有做到：未能說出危險性。

A-5. 備物。

◆ 完全做到：備齊聽診器、10 ml 空針、抽痰設備、酒精棉、氣囊壓力測試計（Cuff pressure manometer）。

◆ 部分做到：缺少任一項以上。

◆ 沒有做到：未能正確備物。

B. 核對醫囑。

B-1. 確定醫囑內容： 核對醫囑並確認醫囑是否有任何矛盾或差異。若醫囑有誤，於執行前須做確認或請醫師修正。

◆ 完全做到：完成上述操作。

◆ 沒有做到：未完成上述操作。

B-2. 了解醫囑內容及治療計畫。

◆ 完全做到：了解醫囑內容及治療計畫。

◆ 部分做到：未了解醫囑內容或未了解治療計畫。

◆ 沒有做到：兩者皆未了解。

C. 翻閱病歷。

C-1. 病史及身體檢查。

◆ 完全做到：確認病史及身體檢查。

◆ 部分做到：只確認一項。

◆ 沒有做到：未確認病史。

C-2. 入院診斷。

◆ 完全做到：確認病史及身體檢查。

◆ 部分做到：只確認病史或只確認身體檢查。

◆ 沒有做到：兩者皆未確認。

C-3. 入院後病程及治療計畫。

◆ 完全做到：確認入院後病程發展。

◆ 沒有做到：未確認入院後病程發展。

C-4. CXR、ABG、肺功能。

◆ 完全做到：確認 CXR、ABG、肺功能。

◆ 部分做到：缺少任一項以上。

◆ 沒有做到：未確認。

D. 預防交互感染。

D-1. 以標準步驟洗手。

◆ 完全做到：以標準步驟洗手。

◆ 部分做到：有洗手但未以標準步驟洗手。

◆ 沒有做到：未執行洗手。

E. 確認用物。

E-1. 組裝及測試用物功能。

1. 確認用物配件齊全。

2. 測試／消毒 Cuff pressure manometer。

3. 測試／消毒聽診器。

4. 測試抽痰機功能（壓力）。

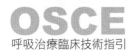

5. 注意抽痰管是否過期。

◆ 完全做到：正確準備用物及組裝測試用物功能。

◆ 部分做到：未測試用物功能。

◆ 沒有做到：未執行。

F. 確認病人／解釋監測。

F-1. 自我介紹。

◆ 完全做到：清楚地向病人自我介紹（注意語言及音量）。

◆ 部分做到：向病人自我介紹，但病人未能完全了解。

◆ 沒有做到：未向病人自我介紹。

F-2. 核對病人。

◆ 完全做到：依據床頭卡、手圈核對病人的床號、姓名、病歷號。

◆ 部分做到：只核對床頭卡、手圈其中一項。

◆ 沒有做到：未核對病人。

F-3. 向病人及家屬解釋監測目的、過程及須配合事宜。

◆ 完全做到：向病人及家屬解釋監測的目的、過程及須配合的事宜。並特別說明

　　1. 說明監測是為了解咽喉是否腫脹，預防拔管後發生呼吸困難。

　　2. 執行中若想咳嗽，可放心的將痰咳出。

◆ 部分做到：缺少任一項以上。

◆ 沒有做到：未執行。

G. 監測前評估。

G-1. 觀察病人呼吸型態、呼吸音、SpO_2、vital sign。

◆ 完全做到：觀察病人病人呼吸型態、呼吸音、SpO_2、vital sign。

◆ 部分做到：缺少任三項以上。

◆ 沒有做到：未評估。

G-2. 確認人工氣道種類、大小、固定位置。

◆ 完全做到：確認人工氣道種類、大小、固定位置。

◆ 部分做到：缺少任一項以上。

◆ 沒有做到：未確認。

H. 擺位。

H-1. 採半坐臥姿，抬高床頭 30 ~ 45 度。

◆ 完全做到：完成病人之擺位，須注意心導管檢查後者、頭顱手術後 EVD 放置者須有醫囑，勿任意抬高。

◆ 部分做到：調整病人之擺位時，未注意病人而導致病人不舒服。

◆ 沒有做到：未調整病人之擺位。

I. 抽痰。

I-1. 依氣管內管（或氣切）→鼻子→口腔順序抽痰。

◆ 完全做到：抽痰以清除口鼻、氣道分泌物。

◆ 部分做到：抽痰技術待加強，無法確實清除氣道分泌物。

◆ 沒有做到：未執行抽痰。

J. 設定呼吸器。

J-1. 調整呼吸器至測試模式。

◆ 完全做到：

1. 調整呼吸器至測試模式。

   - Mode：A/C。

   - VT：500 ml。

   - RR：16 bpm。

   - FiO_2：100%。

2. 注意吸氣端和吐氣端潮氣容積的誤差（±10%）。

3. 評估評估病人呼吸型態、呼吸音、SpO_2、vital sign。

◆ 部分做到：調整呼吸器至測試 MODE，但未注意吸氣端和吐氣端潮氣容積的誤差（±10%）。

◆ 沒有做到：未調整呼吸器至測試 MODE。

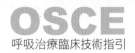
K. 鬆氣囊。

K-1. 以 **10 ml** 空針緩慢抽出氣囊內的空氣，直到完全無空氣。

◆完全做到：以 10ml 空針緩慢抽出氣囊內的空氣，直到完全無空氣。

◆部分做到：未將氣囊內的空氣完全抽出。

◆沒有做到：未執行。

L. 觀察 V_T 差值、聽診頸部漏氣聲。

L-1. 觀察吸、吐氣端 V_T 之差值，即為氣囊漏氣值。

◆完全做到：

1. 觀察吸、吐氣端 V_T 之誤差。

2. > 110 ml 可建議拔管，< 110 ml 表示可能咽喉部或聲帶水腫，不宜拔除氣管內管。

◆沒有做到：未觀察吸、吐氣端 V_T 之誤差。

L-2. 聽診頸部漏氣聲。

◆完全做到：以聽診器聽頸部漏氣聲並評估是否適合拔管。

1. 無漏氣聲可能咽喉部水腫（不適合拔管）。

2. 病人可發聲且漏氣聲大表示正常（適合拔管）。

◆沒有做到：未以聽診器聽頸部漏氣聲。

M. 回復氣囊壓力與呼吸器設定。

M-1. 以氣囊壓力測量技術，回復氣囊壓力。

◆完全做到：

1. 以氣囊壓力測量技術，回復氣囊壓力。

2. 確認氣囊壓力（cuff pressure）於 20～25 mmHg（25～30 cmH$_2$O）。

3. 打空氣入氣囊內時常易引起咳嗽，通常緩慢打入可改善。

◆部分做到：以 10 ml 空針緩慢將空氣打入氣囊內，但未以氣囊壓力測試計（Cuff pressure manometer）測量。

◆沒有做到：未將空氣打入氣囊內。

M-2. 調整呼吸器。

◆完全做到：將呼吸器調回至原來設定。

◆部分做到：呼吸器部分參數未調回原來設定。

◆沒有做到：未調整呼吸器至原來設定。

N. 監測後評估。

N-1. 觀察病人呼吸型態、呼吸音、SpO₂、vital sign。

◆完全做到：監測及評估病人呼吸型態、呼吸音、SpO_2、vital sign。

◆部分做到：缺少任一項以上。

◆沒有做到：未執行。

O. 整理病人單位。

O-1. 確認病人安全。

◆完全做到：確認病人床邊安全，確實拉上床欄。

◆沒有做到：未執行。

O-2. 用物以酒精棉擦拭消毒。

◆完全做到：用物以酒精棉擦拭消毒。

◆部分做到：用物以酒精棉擦拭消毒，但未消毒完全。

◆沒有做到：未以酒精棉擦拭消毒用物。

P. 洗手後記錄。

P-1. 以標準步驟洗手。

◆完全做到：以標準步驟洗手。

◆部分做到：有洗手但未以標準步驟洗手。

◆沒有做到：未執行洗手。

P-2. 記錄日期、時間、氣囊壓力。

◆完全做到：記錄日期、時間、氣囊壓力。

◆部分做到：缺少任一項。

◆沒有做到：未記錄。

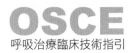

P-3. 監測前、中、後反應。

◆完全做到：記錄監測前中後反應。

◆部分做到：缺少任一項。

◆沒有做到：未記錄。

Q. 告知醫師監測結果。

Q-1. 與醫師討論拔管事宜。

1. Cuff leak test ＞ 110 ml →選擇適當拔管時間。

2. Cuff leak test ＜ 10 ml →建議類固醇治療，並追蹤病人選擇適當時機再測試。

◆完全做到：告知醫師測試結果，與醫師討論拔管事宜。

◆沒有做到：未告知醫師測試結果。

四 評分表

◎ 測驗項目：氣囊漏氣試驗

◎ 測驗時間：15 分鐘

◎ 測驗考生：學號：　　　　　　姓名：　　　　　　日期：

評分項目：（A-Q 項）	評量考生			
	0	1	2	
操作技能技術表現	沒有做到	部分做到	完全做到	註解
A. 執行前準備。				
A-1. 能說出監測的目的。				
A-2. 能說出監測的適應症。				
A-3. 能說出監測的禁忌症。				
A-4. 能說出監測的危險性。				
A-5. 備物。				
B. 核對醫囑。				
B-1. 確定醫囑內容。				
B-2. 了解醫囑內容及治療計畫。				
C. 翻閱病歷。				
C-1. 病史及身體檢查。				
C-2. 入院診斷。				
C-3. 入院後病程發展及治療計畫。				
C-4. CXR、ABG、肺功能。				
D. 預防交互感染。				
D-1. 以標準步驟洗手。				
E. 準備用物。				
E-1. 組裝及測試用物功能。				
F. 確認病人／解釋監測。				
F-1. 自我介紹。				

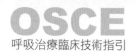

評分項目：（A-Q 項）	評量考生			
	0	1	2	
操作技能技術表現	沒有做到	部分做到	完全做到	註解
F-2. 核對病人。				
F-3. 向病人及家屬解釋監測的目的、過程及須配合事宜。				
G. 監測前評估。				
G-1. 觀察病人呼吸型態、呼吸音、SpO_2、vital sign。				
G-2. 確認人工氣道種類、大小、固定位置。				
H. 擺位。				
H-1. 採半坐臥姿，抬高床頭 30～45 度。				
I. 抽痰。				
I-1. 依氣管內管（或氣切）→鼻子→口腔順序抽痰。				
J. 設定呼吸器。				
J-1. 調整呼吸器至測試模式。				
K. 鬆氣囊。				
K-1. 以 10 ml 空針抽出氣囊內的空氣，直到完全無空氣。				
L. 觀察 V_T 差值、聽診頸部漏氣聲。				
L-1. 觀察吸、吐氣端 V_T 之差值，即為氣囊漏氣值。				
L-2. 聽診頸部漏氣聲。				
M. 回復氣囊壓力與呼吸器設定。				
M-1.以氣囊壓力測量技術，回復氣囊壓力。				
M-2. 調整呼吸器。				
N. 監測後評估。				
N-1. 觀察病人呼吸型態、呼吸音、SpO_2、vital sign。				

（續上表）

評分項目：（A-Q 項）	評量考生			
	0	1	2	
操作技能技術表現	沒有 做到	部分 做到	完全 做到	註解
O. 整理病人單位。				
O-1. 確認病人安全。				
O-2. 用物以酒精棉擦拭消毒。				
P. 洗手後記錄。				
P-1. 以標準步驟洗手。				
P-2. 記錄日期、時間、氣囊壓力。				
P-3. 記錄監測前、中、後反應。				
Q. 告知醫師監測結果。				
Q-1. 與醫師討論拔管事宜。				

您認為考生整體表現如何：

| 整體
表現 | 說明 | 不及格
1分 | 及格邊緣
2分 | 及格
3分 | 良好
4分 | 優秀
5分 |
| | 評分 | | | | | |

評分考官簽名：＿＿＿＿＿＿＿＿＿＿

五　道具、耗材（每一位考生一份）

1. 依照感染管制措施，準備適當之手套、口罩、隔離衣、護目鏡等防護裝備。
2. 聽診器。
3. 10 ml 空針。
4. 抽痰設備。
5. 酒精棉。
6. 氣囊壓力測試計（Cuff pressure manometer）。
7. 脈衝式飽和血氧計（pulse oximeter）。

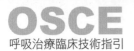

氣囊漏氣試驗 Cuff Leak Test

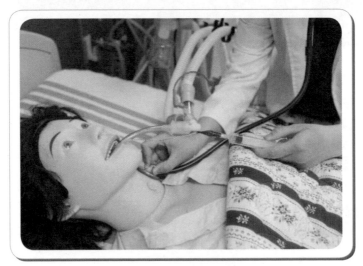

圖 13-1　氣囊漏氣試驗

氣切口照護
Tracheostomy Care

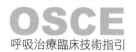

一　測驗項目：氣切口照護
Tracheostomy Care

二　考生指引

● 執行目的：

1. 維持呼吸道通暢，預防套管脫位。
2. 預防氣切口感染。

● 測驗重點：

1. 能正確準備氣切口照護之設備。
2. 能以標準步驟完成技術。
3. 能了解並說明治療的適應症。
4. 能了解並說明治療的危險性。
5. 能正確執行治療前中後評估。

三 考官指引

● 測驗項目：氣切口照護

● 評分重點提示

1. 本考試目的在於為呼吸治療學系學生臨床能力之最低標準把關，不在於鑑別優劣。
2. 請掌握本題之測驗重點。
3. 請詳讀評分項目（checklist）。
4. 請參閱評分說明評分。

● 測驗時間：15 分鐘。

● 評核重點：

1. 執行氣切口照護。
2. 評估病人治療前、中、後反應。
3. 了解治療的適應症及危險性。

● 評分說明

A. 執行前準備。

A-1. 能說出治療的目的。

　　1. 維持呼吸道通暢，預防套管脫位。

　　2. 預防氣切口感染。

　　◆ 完全做到：能說明治療的目的。

　　◆ 部分做到：缺少任一項。

　　◆ 沒有做到：未能說明。

A-2. 能說出治療的適應症。

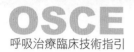
◆ 完全做到：能說明治療的適應症。

◆ 沒有做到：未能說明。

A-3. 能說出治療的危險性。

◆ 完全做到：能說出治療的危險性。

　　1. 呼吸道痙攣（有 wheezing 聲）。

　　2. 氣切管移位。

　　3. 吸入性肺炎。

　　4. SpO_2 下降、心律不整、呼吸急促、血壓過高。

◆ 部分做到：缺少任兩項以上。

◆ 沒有做到：未能說明。

A-4. 備物。

◆ 完全做到：無菌換藥包、3M 紙膠、無菌 4 ＊ 4 公分 Y 型紗布＊ 2、氣切管固定帶兩條、聽診器、抽痰用物。

◆ 部分做到：缺少任兩項以上。

◆ 沒有做到：未備物。

B. 核對醫囑。

B-1. 確定醫囑內容：核對醫囑並確認醫囑是否有任何矛盾或差異。若醫囑有誤，於執行前須做確認或請醫師修正。

◆ 完全做到：完成上述操作。

◆ 沒有做到：未完成上述操作。

B-2. 了解醫囑內容及治療計畫。

◆ 完全做到：了解醫囑內容及治療計畫。

◆ 部分做到：未了解醫囑內容或未了解治療計畫。

◆ 沒有做到：皆未了解。

C. 翻閱病歷。

C-1. 入院診斷。

◆ 完全做到：確認入院診斷。

◆ 沒有做到：未確認。

C-2. 病史及身體檢查。

◆ 完全做到：確認病史及身體檢查。

◆ 部分做到：只確認病史或只確認身體檢查。

◆ 沒有做到：皆未確認。

C-3. 入院後病程發展。

◆ 完全做到：確認入院後病程發展。

◆ 沒有做到：未確認。

C-4. CXR、ABG、肺功能。

◆ 完全做到：確認 CXR、ABG、肺功能。

◆ 部分做到：缺少任一項以上。

◆ 沒有做到：皆未確認。

D. 預防交互感染。

D-1. 以標準步驟洗手。

◆ 完全做到：以標準步驟洗手。

◆ 部分做到：有洗手但未以標準步驟洗手。

◆ 沒有做到：未執行洗手。

E. 組裝測試用物功能。

E-1. 確認用物配備齊全。

◆ 完全做到：依據備物確認用物配備齊全。

◆ 部分做到：用物配備未準備齊全。

◆ 沒有做到：未確認。

E-2. 確認用物是否在無菌期限內。

◆ 完全做到：確認無菌換藥包、無菌 4＊4 公分 Y 型紗布等有在無菌期限內。

◆ 部分做到：有確認，但未在無菌期限內。

◆ 沒有做到：未確認。

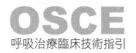
F. 確認病人／解釋治療。

F-1. 自我介紹。

◆ 完全做到：清楚地向病人自我介紹（注意語言及音量）。

◆ 部分做到：向病人自我介紹，但病人未能完全了解。

◆ 沒有做到：未向病人自我介紹。

F-2. 核對病人。

◆ 完全做到：依據床頭卡、手圈核對病人的床號、姓名、病歷號。

◆ 部分做到：只核對床頭卡、手圈其中一項。

◆ 沒有做到：未核對病人。

F-3. 向病人及家屬解釋治療目的、過程及須配合事宜。

◆ 完全做到：向病人及家屬解釋治療的目的、過程及須配合事宜。

◆ 部分做到：缺少任一項以上。

◆ 沒有做到：皆未解釋。

G. 治療前評估。

G-1. 觀察病人呼吸狀況、SpO_2、呼吸音、**vital sign**。

◆ 完全做到：觀察病人呼吸型態、SpO_2、呼吸音、vital sign。

◆ 部分做到：缺少任一項以上。

◆ 沒有做到：皆未觀察。

G-2. 確認人工氣道種類、大小、固定位置。

◆ 完全做到：確認人工氣道種類、大小、固定位置。

◆ 部分做到：缺少任一項以上。

◆ 沒有做到：皆未確認。

H. 擺位。

H-1. 一般採平躺，頭部自然伸直。

◆ 完全做到：採病人適合的擺位。

◆ 部分做到：調整姿勢時未注意到病人而使病人不舒服。

◆ 沒有做到：未調整。

I. 氣切照護。

I-1. 抽痰。

◆ 完全做到：以標準抽痰步驟清除氣道、口鼻分泌物。

◆ 部分做到：抽痰技術尚待加強。

◆ 沒有做到：未執行。

I-2. 雙手戴上清潔手套，打開無菌換藥包。

◆ 完全做到：雙手戴上清潔手套，打開無菌換藥包。

◆ 部分做到：雙手未戴上清潔手套即打開無菌換藥包。

◆ 沒有做到：未打開無菌換藥包。

I-3. 消毒氣切口周圍：一手固定氣切管直到消毒完成。

注意事項：若引發刺激咳嗽，須留意氣管內管移位的可能性。

◆ 完全做到：正確完成此操作。

◆ 部分做到：消毒不完全，或未固定好而使氣管內管移位。

◆ 沒有做到：未執行。

I-4. 以手取下氣切口固定帶。

◆ 完全做到：以手取下氣切口固定帶。

◆ 沒有做到：未取下氣切口固定帶。

I-5. 以手取下氣切造口周圍 Y 紗。

◆ 完全做到：完成上述之操作。

◆ 沒有做到：未取下氣切造口周圍 Y 紗。

I-6. 以鑷子夾棉球消毒清潔傷口。

◆ 完全做到：依照生理食鹽水棉球→水性優碘棉球→生理食鹽水棉球順序，以鑷子夾棉球消毒清潔傷口，重覆 3 次消毒清潔後以紗布擦乾，並同時觀察分泌物顏色、味道、量及氣切口皮膚，並觀察氣切口皮膚是否紅、腫、熱、痛情形。

◆ 部分做到：操作同時未觀察氣切口皮膚是否紅、腫、熱、痛情形。

◆ 沒有做到：未重覆 3 次消毒清潔。

I-7. 以鑷子放上 Y 紗。

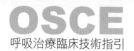
◆完全做到：鑷子不可碰觸，以鑷子放上 Y 紗保護氣切造口，Y 紗開口向上減少分泌物流下污染傷口。

◆部分做到：於過程中碰觸到鑷子造成污染。

◆沒有做到：Y 紗開口未向上。

I-8. 以氣切固定帶固定。

將氣切固定帶兩條繫於頸部，使用活結方式固定。（註：氣切固定帶髒時更換，不須每次消毒每次更換）。

◆完全做到：正確完成此操作。

◆部分做到：將氣切固定帶兩條繫於頸部，但未固定好。

◆沒有做到：未以氣切固定帶固定。

J. 治療中、後評估。

J-1. 治療中及治療後評估病人。

◆完全做到：觀察病人呼吸狀況、SpO_2、呼吸音、Vital sign、痰量與性狀、意識、顱內壓。

◆部分做到：缺少任兩項以上。

◆沒有做到：未評估。

K. 結束治療／整理病人單位。

K-1. 確定病人床邊安全。

◆完全做到：確定病人床邊安全，確實拉上床欄。

◆部分做到：床欄未確實固定好。

◆沒有做到：未確定。

K-2. 用物分類分別丟入感染性垃圾桶與一般垃圾桶中。

◆完全做到：完成上述之操作。

◆部分做到：用物遺置，未將其丟入垃圾桶中。

◆沒有做到：用物未分類分別丟入感染性垃圾桶與一般垃圾桶中。

K-3. 聽診器以酒精棉擦拭消毒。

◆完全做到：以酒精棉擦拭消毒聽診器。

◆ 部分做到：聽診器未消毒完整。

◆ 沒有做到：未以酒精棉擦拭消毒聽診器。

L. 洗手後記錄。

L-1. 以標準步驟洗手。

◆ 完全做到：以標準步驟洗手。

◆ 部分做到：有洗手但未以標準步驟洗手。

◆ 沒有做到：未執行。

L-2. 記錄日期、時間。

◆ 完全做到：記錄日期、時間。

◆ 部分做到：缺少任一項。

◆ 沒有做到：皆未記錄。

L-3. 記錄氣切口分泌物顏色、味道、量。

◆ 完全做到：記錄氣切口分泌物顏色、味道、量。

◆ 部分做到：缺少任一項以上。

◆ 沒有做到：皆未記錄。

L-4. 記錄氣切口皮膚是否紅、腫、熱、痛情形。

◆ 完全做到：記錄氣切口皮膚是否紅、腫、熱、痛情形。

◆ 部分做到：缺少任一項以上。

◆ 沒有做到：皆未記錄。

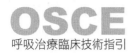

四 評分表

◎ 測驗項目：氣切口照護

◎ 測驗時間：15 分鐘

◎ 測驗考生： 學號：　　　　　　　姓名：　　　　　　日期：

評分項目：（A-L 項）	評量考生			
	0	1	2	
操作技能技術表現	沒有 做到	部分 做到	完全 做到	註解
A. 執行前準備。				
A-1. 能說出治療的目的。				
A-2. 能說出治療的適應症。				
A-3. 能說出治療的危險性。				
A-4. 備物。				
B. 核對醫囑。				
B-1. 確定醫囑內容。				
B-2. 了解醫囑內容及治療計畫。				
C. 翻閱病歷。				
C-1. 入院診斷。				
C-2. 病史及身體檢查。				
C-3. 入院後病程發展。				
C-4. CXR、ABG、肺功能。				
D. 預防交互感染。				
D-1. 以標準步驟洗手。				
E. 組裝測試用物功能。				
E-1. 確認用物配備齊全。				
E-2. 確認用物是否在無菌期限內。				
F. 確認病人／解釋治療。				
F-1. 自我介紹。				

（續上表）

評分項目：（A-L 項）	評量考生			
	0	1	2	
操作技能技術表現	沒有做到	部分做到	完全做到	註解
F-2. 核對病人。				
F-3. 向病人及家屬解釋治療的目的、過程及須配合事宜。				
G. 治療前評估。				
G-1. 觀察病人呼吸型態、SpO_2、呼吸音、vital sign。				
G-2. 確認人工氣道種類、大小、固定位置。				
H. 擺位。				
H-1. 一般採平躺，頭部自然伸直。				
I. 氣切照護。				
I-1. 抽痰。				
I-2. 雙手戴上清潔手套，打開無菌換藥包。				
I-3. 消毒氣切口周圍。				
I-4. 以手取下氣切口固定帶。				
I-5. 以手取下氣切造口周圍 Y 紗。				
I-6. 以鑷子夾棉球消毒清潔傷口。				
I-7. 以鑷子放上 Y 紗。				
I-8. 以氣切固定帶固定。				
J. 治療中、後評估。				
J-1. 治療中及治療後評估病人。				
K. 結束治療／整理病人單位。				
K-1. 確定病人床邊安全。				
K-2. 用物分類分別丟入感染性垃圾桶與一般垃圾桶中。				
K-3. 聽診器以酒精棉擦拭消毒。				
L. 洗手後記錄。				

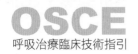
（續上表）

評分項目：（A-L 項）	評量考生			
	0	1	2	
操作技能技術表現	沒有做到	部分做到	完全做到	註解
L-1. 以標準步驟洗手。				
L-2. 記錄日期、時間。				
L-3. 記錄氣切口分泌物顏色、味道、量。				
L-4. 記錄氣切口皮膚是否紅、腫、熱、痛情形。				

您認為考生整體表現如何：

整體表現	說明	不及格 1分	及格邊緣 2分	及格 3分	良好 4分	優秀 5分
	評分					

評分考官簽名：_____

五　道具、耗材（每一位考生一份）

1. 依照感染管制措施，準備適當之手套、口罩、隔離衣、護目鏡等防護裝備。

2. 清潔手套 1 雙。

3. 生理食鹽水棉球 4 塊、水性優碘棉球 4 塊、4 ＊ 4 公分紗布 1 塊。

4. 3M 紙膠一卷。

5. 無菌 4 ＊ 4 公分、Y 型紗布 2 塊。

6. 氣切管固定帶 2 條。

7. 聽診器。

8. 抽痰用物。

9. 脈衝式飽和血氧計（pulse oximeter）。

氣切口照護 Tracheostomy Care

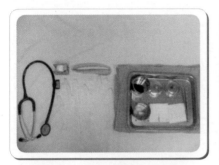

圖 14-1　氣切口照護之備物

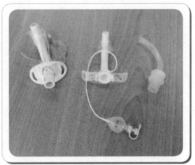

圖 14-2　氣切套管
　　　　　（Tracheostomy tube）

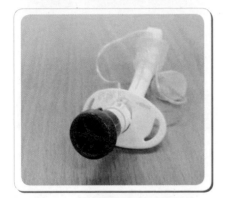

圖 14-3　氣切套管及氣切發聲閥
　　　　　（Speaking valve）

氣管內管拔除

Endotracheal Extubation

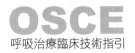

一　測驗項目：氣管內管拔除
Endotracheal Extubation

二　考生指引

執行目的：

移除人工氣道讓病人由氣道正常呼吸。

測驗重點：

1. 能正確準備氣管內管拔除之設備。
2. 能以標準步驟完成技術。
3. 能了解並說明治療的適應症。
4. 能了解並說明治療的禁忌症。
5. 能了解並說明治療的危險性。
6. 能正確執行治療前中後評估。

三 考官指引

● 測驗項目：氣管內管拔除

● 評分重點提示

1. 本考試目的在於為呼吸治療學系學生臨床能力之最低標準把關，不在於鑑別優劣。
2. 請掌握本題之測驗重點。
3. 請詳讀評分項目（checklist）。
4. 請參閱評分說明評分。

● 測驗時間：15 分鐘。

● 評核重點：

1. 執行氣管內管移除。
2. 評估病人拔管前、中、後反應。
3. 了解治療的適應症、禁忌症及危險性。

● 評分說明

A. 執行前準備。

A-1. 能說出治療的目的。

◆ 完全做到：正確說出治療的目的為移除人工氣道讓病人由氣道正常呼吸。

◆ 部分做到：未能正確說出治療目的。

◆ 沒有做到：未能說明。

A-2. 能說出治療的適應症。

1. 使用人工氣道原因已改善。
2. 經呼吸訓練後各項脫離指標正常。

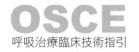
◆ 完全做到：正確說出治療的適應症。

◆ 部分做到：缺少任一項。

◆ 沒有做到：未能說明。

A-3. 能說出治療的禁忌症。

1. 呼吸衰竭原因未改善。

2. 呼吸道保護功能未改善。

◆ 完全做到：正確說出治療的禁忌症。

◆ 部分做到：缺少任一項。

◆ 沒有做到：未能說明。

A-4. 能說出治療的危險性。

1. 可能會再次呼吸衰竭而需馬上插管。

2. 氣管痙攣（有 wheezing 聲）。

3. 呼吸道出血。

4. 上呼吸道阻塞，咽喉腫脹，stridor。

◆ 完全做到：正確說出治療的危險性。

◆ 部分做到：缺少任兩項。

◆ 沒有做到：未能說明。

A-5. 備物。

◆ 完全做到：備齊 10 ml 空針、抽痰設備、氧療設備。

◆ 部分做到：缺少任一項以上。

◆ 沒有做到：未備物。

B. 核對醫囑。

B-1. 確定醫囑內容：核對醫囑並確認醫囑是否有任何矛盾或差異。若醫囑有誤，於執行前須做確認或請醫師修正。

◆ 完全做到：完成上述操作。

◆ 沒有做到：未完成上述操作。

B-2. 了解醫囑內容及治療計畫。

◆完全做到：了解醫囑內容及治療計畫，了解病人主要病情已改善。

◆部分做到：未了解醫囑內容或未了解治療計畫。

◆沒有做到：皆未了解。

B-3. 確認 Cuff leak test > 110 ml。

◆完全做到：能以標準步驟執行 Cuff leak test。

◆部分做到：執行技術尚待加強。

◆沒有做到：未先確認。

C. 翻閱病歷。

C-1. 入院診斷。

◆完全做到：確認入院診斷。

◆沒有做到：未確認。

C-2. 病史及身體檢查。

◆完全做到：確認病史及身體檢查。

◆部分做到：只確認病史或只確認身體檢查。

◆沒有做到：皆未確認。

C-3. 入院後病程發展。

◆完全做到：確認入院後病程發展。

◆沒有做到：未確認。

C-4. CXR、ABG、肺功能。

◆完全做到：確認 CXR、ABG、肺功能。

◆部分做到：缺少任一項以上。

◆沒有做到：皆未確認。

C-5. 確認拔管後須使用的氧療設備。

◆完全做到：確認拔管後須使用的氧療設備。

◆部分做到：氧療設備未準備完全，遺漏相關設備。

◆沒有做到：未確認拔管後須使用的氧療設備。

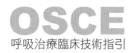

D. 預防交互感染。

D-1. 以標準步驟洗手。

◆完全做到：以標準步驟洗手。

◆部分做到：有洗手但未以標準步驟洗手。

◆沒有做到：未執行洗手。

E. 組裝測試用物功能。

E-1. 確認用物。

1. 確認用物配備齊全。

2. 測試／消毒聽診器。

3. 測試／消毒氧氣流量錶功能。

4. 測試抽痰機功能（壓力是否足夠）。

5. 注意抽痰管是否過期。

◆完全做到：確認用物配備齊全及測試用物功能。

◆部分做到：未確認用物配備齊全或未測試用物功能。

◆沒有做到：皆未確認。

F. 確認病人／解釋治療。

F-1. 自我介紹。

◆完全做到：清楚地向病人自我介紹（注意語言及音量）。

◆部分做到：向病人自我介紹，但病人未能完全了解。

◆沒有做到：未向病人自我介紹。

F-2. 核對病人。

◆完全做到：依據床頭卡、手圈核對病人的床號、姓名、病歷號。

◆部分做到：只核對床頭卡、手圈其中一項。

◆沒有做到：未核對病人。

F-3. 向病人及家屬解釋治療的目的、過程及須配合的事宜。

◆完全做到：向病人及家屬解釋治療目的、過程及須配合的事宜。
並特別說明：

1. 拔管時、拔管後須配合咳痰。

2. 拔管後喉嚨會痛、比較沒聲音、沙啞，過幾天就會改善。

3. 如呼吸困難、血壓心跳不穩定則可能會再插管。

◆部分做到：缺少任一項以上。

◆沒有做到：皆未解釋。

G. 治療前評估。

G-1. 觀察病人呼吸狀況、SpO₂、呼吸音、vital sign。

◆完全做到：觀察病人呼吸型態、呼吸音、SpO_2、vital sign。

◆部分做到：缺少任一項以上。

◆沒有做到：皆未觀察。

G-2. 確認人工氣道種類、大小、固定位置。

◆完全做到：確認人工氣道種類、大小、固定位置。

◆部分做到：缺少任一項以上。

◆沒有做到：均未確認。

H. 擺位。

H-1. 採半坐臥姿，抬高床頭 30～45 度。

◆完全做到：

1. 調整病人適合的擺位。

2. 心導管檢查後者、頭顱手術後放置腦室外引流管（external ventricular drain；EVD）放置者須有醫囑，勿任意抬高。

◆部分做到：調整姿勢時未注意到病人而使病人不舒服。

◆沒有做到：未調整。

I. 拔管。

I-1. 抽痰。

◆完全做到：以標準步驟，依氣管內管→鼻子→口腔順序進行抽痰以清除口鼻、氣道分泌物。

◆部分做到：抽痰技術尚待加強。

◆沒有做到：未執行。

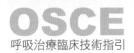

I-2. 置入新的抽痰管至氣管內管內。

◆完全做到：置入新的抽痰管至氣管內管內。

◆部分做到：置入新的抽痰管時導致污染。

◆沒有做到：未置入。

I-3 鬆氣囊。

◆完全做到：

1. 以 10 ml 空針緩慢抽出氣囊內的空氣，直到完全無空氣。

2. 抽出氣囊內空氣常易引起咳嗽，通常緩慢抽出可改善。

◆部分做到：以 10 ml 空針緩慢抽出氣囊內的空氣，但氣囊內還有空氣。

◆沒有做到：未將氣囊內的空氣抽出。

I-4. 移除氣管內管。

1. 請病人咳嗽，並同步進行間斷、旋轉式抽痰。

2. 使用負壓技術移除人工氣道。

◆完全做到：以正確步驟執行。

◆部分做到：抽痰或拔管技術尚待加強。

◆沒有做到：未能將氣管內管順利移除。

I-5 給氧。

◆完全做到：依照病人狀況，給予適合的氧療設備。

◆部分做到：戴上氧療設備，但未戴好。

◆沒有做到：未戴上。

J. 拔管後評估。

J-1. 評估病人。

◆完全做到：觀察病人呼吸型態、呼吸音、SpO_2、vital sign。

◆部分做到：缺少任一項以上。

◆沒有做到：未評估病人。

K. 衛教。

K-1. 衛教咳痰技巧及腹式呼吸。

◆完全做到：衛教咳痰技巧及腹式呼吸。

◆部分做到：缺少任一項。

◆沒有做到：皆未執行。

L. 結束治療／整理病人單位。

L-1. 確定病人床邊安全。

◆完全做到：確定病人床邊安全，確實拉上床欄。

◆部分做到：床欄未確實固定好。

◆沒有做到：未執行。

L-2. 整理病人單位。

◆完全做到：移除治療設備，恢復病房原狀（例如：病人之擺位⋯ 等）。

◆部分做到：缺少其中一項。

◆沒有做到：皆未完成。

M. 洗手後記錄。

M-1. 以標準步驟洗手。

◆完全做到：以標準步驟洗手。

◆部分做到：有洗手但未以標準步驟洗手。

◆沒有做到：未執行洗手。

M-2. 記錄日期、時間。

◆完全做到：記錄日期、時間。

◆部分做到：缺少任一項。

◆沒有做到：皆未記錄。

M-3. 記錄拔管前、中、後反應。

◆完全做到：記錄治療前、中、後反應。

◆部分做到：缺少任一項。

◆沒有做到：皆未記錄。

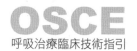

四 評分表

◎ 測驗項目：氣管內管拔除

◎ 測驗時間：15 分鐘

◎ 測驗考生：學號：　　　　姓名：　　　　日期：

評分項目：（A-M 項）	評量考生			
	0	1	2	
操作技能技術表現	沒有做到	部分做到	完全做到	註解
A. 執行前準備。				
A-1. 能說出治療的目的。				
A-2. 能說出治療的適應症。				
A-3. 能說出治療的禁忌症。				
A-4. 能說出治療的危險性。				
A-5. 備物。				
B. 核對醫囑。				
B-1. 確定醫囑內容。				
B-2. 了解醫囑內容及治療計畫。				
B-3. 確認 Cuff leak test > 110 ml。				
C. 翻閱病歷。				
C-1. 入院診斷。				
C-2. 病史及身體檢查。				
C-3. 入院後病程發展。				
C-4. CXR、ABG、肺功能。				
C-5. 確認拔管後須使用的氧療設備。				
D. 預防交互感染。				
D-1. 依標準步驟洗手。				
E. 組裝測試用物功能。				
E-1. 確認用物。				

（續上表）

評分項目：（A-M 項）	評量考生			
	0	1	2	
操作技能技術表現	沒有做到	部分做到	完全做到	註解
F. 確認病人／解釋治療。				
F-1. 自我介紹。				
F-2. 核對病人。				
F-3. 向病人及家屬解釋治療的目的、過程及須配合事宜。				
G. 治療前評估。				
G-1. 觀察病人呼吸狀況、SpO_2、呼吸音、vital sign。				
G-2. 確認人工氣道種類、大小、固定位置。				
H. 擺位。				
H-1. 採半坐臥姿，抬高床頭 30～45 度。				
I. 拔管。				
I-1. 抽痰。				
I-2. 置入新的抽痰管至氣管內管內。				
I-3. 鬆氣囊				
I-4. 移除氣管內管。				
I-5. 給氧。				
J. 拔管後評估。				
J-1. 評估病人。				
K. 衛教。				
K-1. 衛教咳嗽技巧及腹式呼吸。				
L. 結束治療／整理病人單位				
L-1. 確認病人床邊安全。				
L-2. 整理病人單位。				
M. 洗手後記錄。				
M-1. 以標準步驟洗手。				

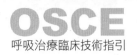
（續上表）

評分項目：（A-M 項）	評量考生			
	0	1	2	
操作技能技術表現	沒有 做到	部分 做到	完全 做到	註解
M-2. 記錄日期、時間。				
M-3. 記錄拔管前、中、後反應。				

您認為考生整體表現如何：

| 整體
表現 | 說明 | 不及格
1 分 | 及格邊緣
2 分 | 及格
3 分 | 良好
4 分 | 優秀
5 分 |
| | 評分 | | | | | |

評分考官簽名：＿＿＿＿＿＿＿＿＿＿＿＿＿

五　道具、耗材（每一位考生一份）

1. 依照感染管制措施，準備適當之手套、口罩、隔離衣、護目鏡等防護裝備。

2. 清潔手套。

3. 聽診器。

4. 10 ml 空針、剪刀。

5. 脈衝式飽和血氧計（pulse oximeter）。

6. 抽痰設備含抽痰管、抽痰機、洗管子用的清水。

7. 氧療設備：流量表、Aerosol mask、Large volume nebulizer（拔管初期適合使用供應濕冷的空氣或氧氣設備，以消除及預防咽喉部的腫脹）。

氣管內管拔除 Endotracheal Extubation

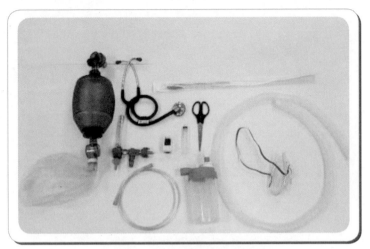

圖 15-1　氣管內管移除之備物

咽腔氣道放置
Pharyngeal Airway Insertion

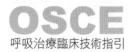
一　測驗項目：咽腔氣道放置
Pharyngeal Airway Insertion

二　考生指引

● **執行目的：**

維持氣道暢通。

● **測驗重點：**

1. 能正確準備人工氣道（咽腔氣道）之設備。
2. 能以標準步驟完成技術。
3. 能了解並說明操作的適應症。
4. 能了解並說明操作的禁忌症。
5. 能了解並說明操作的危險性。
6. 能正確執行治療前中後評估。

三 考官指引

● 測驗項目：咽腔氣道放置

● 評分重點提示

1. 本考試目的在於為呼吸治療學系學生臨床能力之最低標準把關，不在於鑑別優劣。
2. 請掌握本題之測驗重點。
3. 請詳讀評分項目（checklist）。
4. 請參閱評分說明評分。

● 測驗時間：15 分鐘。

● 評核重點：

1. 執行咽腔氣道放置之建置。
2. 評估病人治療前、中、後反應。
3. 了解咽腔氣道放置的種類，操作的適應症、禁忌症及危險性。

● 評分說明

A. 執行前準備。

A-1. 能說出咽腔氣道放置的種類。

    1. 鼻咽氣道。

    1. 口咽氣道。

    ◆ 完全做到：正確說出咽腔氣道的種類。

    ◆ 沒有做到：未能說明。

    ◆ 沒有做到：未說明。

A-2. 能說出操作的目的。

    ◆ 完全做到：正確說出操作的目的為維持氣道暢通。

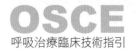

◆ 部分做到：未能正確說出操作的目的。

◆ 沒有做到：未能說明。

A-3. 能說出操作的適應症。

1. 口咽氣道。

    - 防止舌頭張力下降，阻塞呼吸道。

    - 預防咬傷舌頭或咬住氣管內管。

    - 無法維持呼吸道通暢或意識不清的病人。

2. 鼻咽氣道

    - 須維持通暢呼吸道及經常抽痰，尤其適合有咳嗽反射、意識清醒和半清醒的病人。

    - 使用口咽呼吸道無法忍受或無法置放者（牙關緊閉或口腔變形）。

◆ 完全做到：正確說出口咽氣道與鼻咽氣道操作的適應症。

◆ 部分做到：口咽氣道與鼻咽氣道之適應症各缺少任一項。

◆ 沒有做到：未能說明。

A-4. 能說出操作的禁忌症。

1. 口咽氣道：有作嘔反射者應避免使用。

2. 鼻咽氣道：懷疑有頭骨基底部骨折或嚴重顏面外傷病人應避免使用。

◆ 完全做到：正確說出口咽氣道與鼻咽氣道操作的禁忌症。

◆ 部分做到：口咽氣道與鼻咽氣道之禁忌症操作說明各缺少任一項。

◆ 沒有做到：未能說明。

A-5. 能說出操作的危險性。

1. 口咽氣道

    - 容易滑脫。

    - 易引起作嘔反射。

    - 咽喉痲痺。

2. 鼻咽氣道

- 呼吸道阻塞。

- 鼻出血。

- 嘔吐。

- 潰爛。

- 感染。

- 咽喉痙攣。

- 易扭結造成呼吸道阻塞。

◆完全做到：能說出操作的危險性。

◆部分做到：口咽氣道或鼻咽氣道操作的危險性說明缺少任兩項以上。

◆沒有做到：未能說明。

A-6. 備物。

◆完全做到：口咽氣道或鼻咽氣道、紗布、水溶性的潤滑劑。

◆部分做到：缺少任一項以上。

◆沒有做到：未備物。

B. 核對醫囑。

B-1. 確定醫囑內容：核對醫囑並確認醫囑是否有任何矛盾或差異。若醫囑有誤，於執行前須做確認或請醫師修正。

◆完全做到：完成上述操作。

◆沒有做到：未完成上述操作。

B-2. 了解醫囑內容及治療計畫。

◆完全做到：了解醫囑內容及治療計畫。

◆部分做到：未了解醫囑內容或未了解治療計畫。

◆沒有做到：皆未了解。

C. 翻閱病歷。

C-1. 入院診斷。

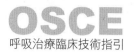
◆完全做到：確認入院診斷。

◆沒有做到：未確認。

C-2. 病史及身體檢查。

◆完全做到：確認病史及身體檢查。

◆部分做到：只確認病史或只確認身體檢查。

◆沒有做到：皆未確認。

C-3. 入院後病程發展。

◆完全做到：確認入院後病程發展。

◆沒有做到：未確認。

C-4. CXR、ABG、肺功能。

◆完全做到：確認 CXR、ABG、肺功能。

◆部分做到：缺少任一項以上。

◆沒有做到：皆未確認。

D. 預防交互感染。

D-1. 以標準步驟洗手。

◆完全做到：以標準步驟洗手。

◆部分做到：有洗手但未以標準步驟洗手。

◆沒有做到：未執行洗手。

E. 組裝及測試用物功能。

E-1. 組裝及測試用物功能。

◆完全做到：確認用物配備齊全及測試用物功能。

◆部分做到：未確認用物配備齊全或未測試用物功能。

◆沒有做到：未確認。

F. 確認病人／解釋操作。

F-1. 自我介紹。

◆完全做到：清楚地向病人自我介紹（注意語言及音量）。

◆部分做到：向病人自我介紹，但病人未能完全了解。

◆沒有做到：未向病人自我介紹。

F-2. 核對病人。

◆完全做到：依據床頭卡、手圈的床號、姓名、病歷號核對病人。

◆部分做到：只核對床號、姓名、病歷號、床頭卡、手圈其中一項。

◆沒有做到：未核對病人。

F-3. 向病人家屬解釋操作的目的、過程及須配合事宜。

◆完全做到：向病人及家屬解釋操作的目的、過程及須配合事宜。

◆部分做到：缺少任一項以上。

◆沒有做到：皆未解釋。

G. 操作前評估。

G-1. 觀察病人呼吸型態、呼吸音、SpO_2、vital sign。

◆完全做到：觀察病人呼吸型態、呼吸音、SpO_2、vital sign。

◆部分做到：缺少任兩項以上。

◆沒有做到：皆未觀察。

H. 抽痰。

H-1. 依抽痰步驟清潔呼吸道。

◆完全做到：依抽痰步驟清潔呼吸道。

◆部分做到：抽痰技術尚待加強。

◆沒有做到：未執行抽痰。

I. 口咽氣道操作步驟。

I-1. 了解口咽氣道的注意事項。

1. 清醒病人易有嘔吐反射，不適用。

2. 優點：易插入、可將舌頭與咽壁分開。

3. 太長：壓迫會厭造成喉部阻塞。

4. 太短：使舌頭下壓造成咽部阻塞。

◆完全做到：正確了解口咽氣道的注意事項。

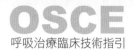

◆ 部分做到：缺少兩項以上。

◆ 沒有做到：皆未了解。

I-2. 選擇適合的口咽氣道，塗抹潤滑劑。

◆ 完全做到：完成上述之操作。

◆ 部分做到：口咽氣道選擇之尺寸不合適或未塗抹潤滑劑。

◆ 沒有做到：未完成。

I-3. 仰頭抬顎，使用交叉指頭法，使病人口部打開。

◆ 完全做到：使用交叉指頭法，使病人口部打開。

◆ 沒有做到：未使用。

I-4. 檢查口腔是否有異物。

◆ 完全做到：檢查口腔是否有異物。

◆ 沒有做到：未檢查。

I-5. 把口咽氣道的末端，朝向病人口腔的上顎放入。

◆ 完全做到：把口咽氣道的末端，朝向病人口腔的上顎放入。

◆ 沒有做到：未把口咽氣道的末端，朝向病人口腔的上顎放入。

I-6. 把口咽氣道的尖端滑到口腔的頂部，沿上顎滑進推直至受到阻礙。

◆ 完全做到：把口咽氣道的尖端滑到口腔的頂部，沿上顎滑進推直至受到阻礙。

◆ 沒有做到：未沿上顎滑進推。

I-7. 做 180 度的旋轉，將方向轉正後固定。

◆ 完全做到：做 180 度的旋轉，將方向轉正後固定。

◆ 部分做到：未固定完整。

◆ 沒有做到：未做 180 度的旋轉。

J. 鼻咽氣道操作步驟。

J-1. 了解鼻咽氣道的注意事項。

1. 注意鼻孔通暢情形。

2. 優點：易插入、抽痰不會傷到鼻黏膜。

3. 太長：管尖可能進入食道，易造成胃脹氣。

4. 太短：管尖無法通過舌頭後面。

◆完全做到：正確了解鼻咽氣道的注意事項。

◆部分做到：缺少一項以上。

◆沒有做到：皆未了解。

J-2. 選擇合適鼻咽氣道，選擇後管子塗潤滑劑。

◆完全做到：選擇合適鼻咽氣道，選擇後管子塗潤滑劑。

◆部分做到：鼻咽人工氣道選擇之尺寸不合適或未塗抹潤滑劑。

◆沒有做到：未選擇合適鼻咽氣道。

J-3. 長度測量由鼻孔到下顎角（內徑越大長度越大）。

◆完全做到：由鼻孔到下顎角測量長度。

◆部分做到：測量長度錯誤。

◆沒有做到：未測量長度。

J-4. 置入鼻咽氣道。

◆完全做到：仰頭抬顎，將鼻咽氣道尖端置入鼻孔，以垂直狀輕輕的將鼻咽氣道推入鼻腔到底。

◆沒有做到：未以上述之標準步驟執行。

K. 操作後評估。

K-1. 觀察病人呼吸狀況、SpO$_2$、呼吸音、vital sign。

◆完全做到：評估病人呼吸狀況、SpO$_2$、呼吸音、vital sign。

◆部分做到：缺少任兩項以上。

◆沒有做到：皆未觀察。

L. 結束操作／整理病人單位。

L-1. 確定病人床邊安全。

◆完全做到：確定病人床邊安全，確實拉上床欄。

◆部分做到：床欄未確實固定好。

◆沒有做到：未確定病人床邊安全。

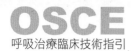

L-2. 整理病人單位。

◆完全做到：移除操作設備，恢復病房原狀（例如：病人之擺位…等）。

◆部分做到：缺少其中一項。

◆沒有做到：皆未完成。

M. 洗手後記錄。

M-1. 以標準步驟洗手。

◆完全做到：以標準步驟洗手後戴上手套。

◆部分做到：有洗手但未以標準步驟洗手。

◆沒有做到：未執行洗手。

M-2. 記錄日期、時間、氣囊壓力。

◆完全做到：記錄日期、時間、氣囊壓力。

◆部分做到：缺少任一項以上。

◆沒有做到：皆未記錄。

M-3. 記錄操作前、中、後反應。

◆完全做到：記錄操作前、中、後反應。

◆部分做到：缺少任一項以上。

◆沒有做到：皆未記錄。

四 評分表

◎ 測驗項目：咽腔氣道放置

◎ 測驗時間：15 分鐘

◎ 測驗考生：學號：　　　　　姓名：　　　　　日期：

評分項目：（A-M 項）	評量考生			
	0	1	2	
操作技能技術表現	沒有做到	部分做到	完全做到	註解
A. 執行前準備。				
A-1. 能說出咽腔氣道的種類。				
A-2. 能說出操作的目的。				
A-3. 能說出操作的適應症。				
A-4 能說出操作的禁忌症。				
A-5. 能說出操作的危險性。				
A-6. 備物。				
B. 核對醫囑。				
B-1. 確定醫囑內容。				
B-2. 了解醫囑內容及治療計畫。				
C. 翻閱病歷。				
C-1. 入院診斷。				
C-2. 病史及身體檢查。				
C-3. 入院後病程發展。				
C-4. CXR、ABG、肺功能。				
D. 預防交互感染。				
D-1. 以標準步驟洗手。				
E. 組裝及測試用物功能。				
E-1. 組裝及測試用物功能。				
F. 確認病人／解釋操作。				
F-1. 自我介紹。				

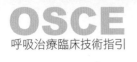

（續上表）

評分項目：（A-M 項）	評量考生		
	0	1	2
操作技能技術表現	沒有做到	部分做到	完全做到	註解
F-2. 核對病人。				
F-3. 向病人及家屬解釋操作目的、過程及須配合事宜。				
G. 操作前評估。				
G-1. 觀察病人呼吸型態、呼吸音、SpO_2、vital sign。				
H. 抽痰。				
H-1. 依抽痰步驟清潔呼吸道。				
I. 口咽氣道操作步驟。				
I-1. 了解口咽氣道的注意事項。				
I-2. 選擇適合的口咽氣道，塗抹潤滑劑。				
I-3. 仰頭抬顎，使用交叉指頭法，使病人口部打開。				
I-4. 檢查口腔是否有異物。				
I-5. 把口咽氣道的末端，朝向病人口腔的上顎放入。				
I-6. 把口咽氣道的尖端滑到口腔的頂部，延上顎滑進推直至受到阻礙。				
I-7. 做 180 度的旋轉，將方向轉正後固定。				
J. 鼻咽氣道操作步驟。				
J-1. 了解鼻咽氣道的注意事項。				
J-2. 選擇合適鼻咽氣道，選擇後管子塗抹潤滑劑。				
J-3. 長度測量由鼻孔到下顎角（內徑越大長度越大）。				
J-4. 置入鼻咽氣道。				
K. 操作後評估。				

（續上表）

評分項目：（A-M 項）	評量考生			
	0	1	2	
操作技能技術表現	沒有 做到	部分 做到	完全 做到	註解
K-1. 觀察病人呼吸狀況、SpO_2、呼吸音、vital sign。				
L. 結束操作／整理病人單位。				
L-1. 確定病人床邊安全。				
L-2. 整理病人單位。				
M. 洗手後記錄。				
M-1. 以標準步驟洗手。				
M-2. 記錄日期、時間、氣囊壓力。				
M-3. 記錄操作前、中、後反應。				

您認為考生整體表現如何：

整體 表現	說明	不及格 1分	及格邊緣 2分	及格 3分	良好 4分	優秀 5分
	評分					

評分考官簽名：_____

五　道具、耗材（每一位考生一份）

1. 依照感染管制措施，準備適當之手套、口罩、隔離衣、護目鏡等防護裝備。

2. 口咽氣道或鼻咽氣道。

3. 紗布。

4. 水溶性的潤滑物。

5. 清潔手套。

6. 聽診器。

7. 脈衝式飽和血氧計（pulse oximeter）。

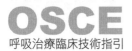
咽腔氣道放置 Pharyngeal Airway Insertion

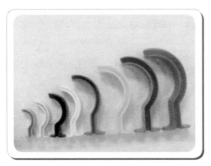

圖 16-1　口咽氣道

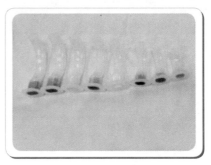

圖 16-2　口咽氣道

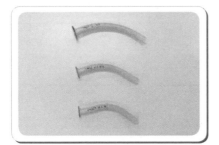

圖 16-3　鼻咽氣道

姿位引流及胸腔扣擊或震動

Postural Drainage with Percussion
or Vibration

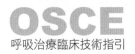

一　測驗項目：姿位引流及胸腔扣擊或震動
Postural Drainage with Percussion or Vibration

二　考生指引

● 執行目的：

1. 預防呼吸系統之併發症。
2. 促進肺部功能：
   (1) 防止痰液堆積。
   (2) 促進痰液排除。
   (3) 增進有效呼吸型態。
   (4) 改善通氣分佈。

● 測驗重點：

1. 能正確準備姿位引流及胸腔扣擊或震動之設備。
2. 能以標準步驟完成技術。
3. 能了解並說明適應症。
4. 能了解並說明禁忌症。
5. 能了解並說明危險性。
6. 能正確執行治療前中後評估。
7. 能正確指導病患執行操作。

三 考官指引

● **測驗項目：姿位引流及胸腔扣擊或震動**

● **評分重點提示**

1. 本考試目的在於為呼吸治療學系學生臨床能力之最低標準把關，不在於鑑別優劣。
2. 請掌握本題之測驗重點。
3. 請詳讀評分項目（checklist）。
4. 請參閱評分說明評分。

● **測驗時間：15 分鐘。**

● **評核重點：**

1. 執行姿位引流及胸腔扣擊或震動治療及指導病患執行操作。
2. 評估病人治療前、中、後反應。
3. 了解治療的適應症、禁忌症及危險性。

● **評分說明**

> A. 執行前準備。

A-1. 能說出治療的目的。

1. 預防呼吸系統的併發症。

2. 促進肺部功能：

- 防止過多痰液的堆積。

- 促進痰液的排除。

- 增進有效的呼吸型態。

- 改善通氣的分佈。

◆ 完全做到：正確說出治療的目的。

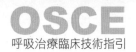

◆部分做到：缺少任一項。

◆沒有做到：未能說明。

A-2. 能說出治療的適應症。

1. 姿位引流：

-困難清除分泌物或分泌物增加（每天超過 25 ～ 30 ml）。

-分泌物阻塞造成的肺擴張不全、肺萎縮、肺塌陷。

-囊性纖維化，支氣管擴張症。

-氣道內有異物。

2. 扣擊：

-慢性阻塞性肺疾、支氣管擴張症。

-長期臥床病人。

-全身麻醉手術後病人。

-無法有效咳嗽且須排除分泌物者。

◆完全做到：正確說出治療的適應症。

◆部分做到：缺少任兩項以上。

◆沒有做到：未能說明。

A-3. 能說出治療的禁忌症。

1. 所有姿勢均為禁忌。

-顱內壓 > 20 mmHg。

-頭頸受傷而未穩定。

-急性出血合併血液動力不穩定。

-近期脊椎手術或急性脊椎損傷。

-活動性咳血。

-膿胸、肺栓塞。

-支氣管肋膜廔管、大量肋膜積水。

-肺水腫、鬱血性心臟衰竭。

-年老、神智不清、焦慮或無法忍受姿勢改變。

-肋骨骨折。

-外傷傷口。

2. 垂頭仰臥式的禁忌症。

-避免所有會造成顱內壓升高的情況。

-未控制的高血壓。

-腹脹。

-食道手術。

-肺癌近期做外科處理或放射治療所造成大量咳血病人。

-呼吸道有吸入危險的情況。

3. 頭抬高式的禁忌症。

-低血壓。

-服用升壓劑病人。

4. 扣擊：

-皮下氣腫。

-近來做過胸部皮膚移植之補皮。

-胸壁燒傷、開放性傷口、皮膚感染。

-裝置靜脈或皮下節律器。

-肺結核、肺挫傷、肋骨骨髓炎。

-支氣管痙攣。

-骨質疏鬆症。

-血小板數過少（低於 20000 /mm^3）。

-胸痛者。

◆完全做到：正確說明治療的禁忌症。

◆部分做到：缺少任四項以上。

◆沒有做到：未能說明。

A-4. 能說出治療的危險性及合併症。

1. 低血氧。

2. 顱內壓升高。

3. 治療期間出現急性低血壓。

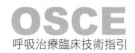

4. 肺出血。

5. 疼痛或肌肉、肋骨、脊柱受傷。

6. 嘔吐或吸入。

7. 支氣管痙攣。

8. 心律不整。

◆完全做到：能說出治療的危險性及合併症。

◆部分做到：缺少任三項以上。

◆沒有做到：未能說明。

A-5. 備物。

◆完全做到：手套、枕頭、薄毛巾、聽診器、甦醒球、扣擊器、口罩、衛生紙、抽痰設備、氧氣設備。

◆部分做到：缺少任三項以上。

◆沒有做到：未備物。

B. 核對醫囑。

B-1. 確定醫囑內容：核對醫囑並確認醫囑是否有任何矛盾或差異。若醫囑有誤，於執行前須做確認或請醫師修正。

◆完全做到：完成上述操作。

◆沒有做到：未完成上述操作。

B-2. 了解醫囑內容及治療計畫。

◆完全做到：了解醫囑內容及治療計畫。

◆部分做到：未了解醫囑內容或未了解治療計畫。

◆沒有做到：皆未了解。

C. 翻閱病歷。

C-1. 入院診斷。

◆完全做到：確認入院診斷。

◆沒有做到：未確認。

C-2. 病史及身體檢查。

◆完全做到：確認病史及身體檢查。

◆部分做到：只確認病史或只確認身體檢查。。

◆沒有做到：兩者皆未確認。

C-3. 入院後病程發展及治療計畫。

◆完全做到：確認入院後病程發展及治療計畫。

◆部分做到：只確認入院後病程發展或只確認治療計畫。

◆沒有做到：未確認。

C-4. CXR、ABG、肺功能。

◆完全做到：確認 CXR、ABG、肺功能。

◆部分做到：缺少任一項以上。

◆沒有做到：皆未確認。

D. 預防交互感染。

D-1. 以標準步驟洗手。

◆完全做到：以標準步驟洗手。

◆部分做到：有洗手但未以標準步驟洗手。

◆沒有做到：未執行洗手。

D-2. 遵從感染管制措施，必要時穿戴手套、口罩、隔離衣。

◆完全做到：正確遵從感染管制措施，必要時穿戴手套、口罩、隔離衣。

◆部分做到：遵從感染管制措施，但穿戴手套、口罩、隔離衣動作不正確。

◆沒有做到：未遵從感染管制措施。

E. 組裝用物。

E-1. 確認用物配備齊全。

◆完全做到：確認用物配備齊全。

◆部分做到：用具配備未齊全，有遺漏之相關用物。

◆沒有做到：未確認。

F. 確認病人／解釋治療。

F-1. 自我介紹。

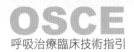
◆ 完全做到：清楚地向病人自我介紹（注意語言及音量）。

◆ 部分做到：向病人自我介紹，但病人未能完全了解。

◆ 沒有做到：未向病人自我介紹。

F-2. 核對病人。

◆ 完全做到：依據床頭卡、手圈核對病人的床號、姓名、病歷號。

◆ 部分做到：只核對床頭卡、手圈其中一項。

◆ 沒有做到：未核對病人。

F-3. 向病人及家屬解釋治療的目的、過程及須配合事宜。

◆ 完全做到：向病人及家屬解釋治療的目的、過程及須配合事宜。

◆ 部分做到：缺少任一項以上。

◆ 沒有做到：皆未解釋。

G. 治療前評估。

G-1. 觀察病人呼吸型態、SpO_2、呼吸音、**vital sign**。

◆ 完全做到：觀察呼吸型態、SpO_2、呼吸音、vital sign。

◆ 部分做到：缺少任一項以上。

◆ 沒有做到：皆未觀察。

H. 執行治療。

H-1. 選擇引流肺葉。

◆ 完全做到：選擇肺葉（先做患病部位，再做正常部位）。

◆ 沒有做到：胸葉選擇不適當。

H-2. 擺位。

◆ 完全做到：擺位正確，並站在看到病人臉部表情的那一側，以便觀察病人情況。

◆ 部分做到：未正確擺位，調整病人擺位時未觀察病人造成病人不舒服，或未站在看到病人臉部表情的那一側，以便觀察病人情況。

◆ 沒有做到：未能正確擺位也未觀察病人。

H-3. 扣擊適當位置及注意事項。

1. 確實以杯狀手勢或拍痰器扣擊。

2. 扣擊速度次數力量適中，扣擊時間 5 分鐘。

3. 五指併攏手掌弓狀彎曲成杯狀，以手腕用適當的力量敲打在病人胸廓上。

4. 可墊一薄布單於病人皮膚上以減少對皮膚的刺激。

5. 治療時間安排在兩餐之間，飯後兩小時內絕不進行治療。

6. 教導主要照顧者一併參與治療，以利在家中也能進行提高治療效率。

7. 電動拍痰器上之紅色箭頭為痰液流動之方向，須注意拍痰器之擺放位置。

◆完全做到：正確完成上述之操作且不在非胸廓位置敲擊。

◆部分做到：缺少任兩項以上。

◆沒有做到：未完成上述操作。

H-4. 姿位引流。

◆完全做到：扣擊後引流 5～10 分鐘。

◆部分做到：扣擊後未引流滿 5～10 分鐘。

◆沒有做到：扣擊後未進行姿位引流。

H-5. 協助病人做有效哈氣（Huff cough）。

◆完全做到：協助病人做有效哈氣，並給予正確指導。

◆部分做到：未能給予有效協助或正確指導。

◆沒有做到：兩者皆未執行。。

H-6. 協助病人排除痰液。

◆完全做到：協助病人咳痰或以鼻咽抽痰（若有人工氣道則由此抽痰），若咳完仍有痰液滯留則再重複做。

◆部分做到：未能有效協助病人排除痰液。

◆沒有做到：未協助病人排除痰液。

H-7. 教導病人呼吸。

1. 橫膈式呼吸。

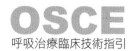

2. 經口腔。

3. 緩慢且深。

4. 吸氣後閉氣。

5. 噘嘴式吐氣。

◆完全做到：依上述之順序，教導及指正病人正確呼吸。

◆部分做到：未能正確教導病人呼吸。

◆沒有做到：未教導病人呼吸。

H-8. 治療中評估。

◆完全做到：評估病人呼吸型態、呼吸音、SpO_2、vital sign。

◆部分做到：缺少任一項以上。

◆沒有做到：皆未評估。

I. 治療後監測及評估。

I-1. 評估病人呼吸型態、呼吸音、SpO_2、vital sign。

◆完全做到：正確執行所有評估項目。

◆部分做到：缺少任一項以上。

◆沒有做到：皆未評估。

I-2. 觀察痰量、顏色、黏度、味道。

◆完全做到：觀察痰量、顏色、黏度、味道。

◆部分做到：缺少任一項以上。

◆沒有做到：皆未觀察。

I-3. 注意病人有無異常狀況。

◆完全做到：注意病人有無異常狀況，如咳血、缺氧、呼吸困難。

◆沒有做到：未確認病人狀況。

I-4. 評估病人是否需繼續治療。

1. 每日痰量少於 25 c.c.。

2. 病人 24～28 或 48～72 小時內無發燒。

3. 聽診呼吸音相對改善。

4. CXR 有明顯的改善。

5. 病人有能力深呼吸及咳嗽，家屬或病人可以自行做治療。

◆完全做到：若有以上之狀況即可停止治療。

◆部分做到：缺少任兩項以上。

◆沒有做到：皆未評估。

J. 結束治療／整理病人單位。

J-1. 確認病人床邊安全。

◆完全做到：確定病人床邊安全，確實拉上床欄。

◆部分做到：床欄未確實固定好。

◆沒有做到：未確定病人床邊安全。

J-2. 整理病人單位。

◆完全做到：移除治療設備，恢復病房原狀（例如：病人之擺位…等）。

◆部分做到：缺少其中一項。

◆沒有做到：皆未完成。

K. 洗手後記錄。

K-1. 以標準步驟洗手。

◆完全做到：以標準步驟洗手。

◆部分做到：有洗手但未以標準步驟洗手。

◆沒有做到：未執行洗手。

K-2. 記錄日期、時間。

◆完全做到：記錄日期、時間。

◆部分做到：缺少任一項。

◆沒有做到：皆未記錄。

K-3. 記錄治療前、中、後反應。

◆完全做到：記錄治療前、中、後反應。

◆部分做到：缺少任一項。

◆沒有做到：皆未記錄。

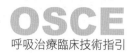

四 評分表

◎ 測驗項目：姿位引流及胸腔扣擊或震動

◎ 測驗時間：15 分鐘

◎ 測驗考生：學號：　　　　　姓名：　　　　　日期：

評分項目：（A-K 項）	評量考生			
	0	1	2	
操作技能技術表現	沒有做到	部分做到	完全做到	註解
A. 執行前準備。				
A-1. 能說出治療的目的。				
A-2. 能說出治療的適應症。				
A-3. 能說出治療的禁忌症。				
A-4 能說出治療的危險性及合併症。				
A-5 備物。				
B. 核對醫囑。				
B-1. 確定醫囑內容。				
B-2. 了解醫囑內容及治療計畫。				
C. 翻閱病歷。				
C-1. 入院診斷。				
C-2. 病史及身體檢查。				
C-3. 入院後病程發展及治療計畫。				
C-4. CXR、ABG、肺功能。				
D. 預防交互感染。				
D-1. 以標準步驟洗手。				
D-2. 遵從感染管制措施，必要時穿戴手套、口罩、隔離衣。				
E. 組裝用物。				
E-1. 確認用物配備齊全。				

（續上表）

評分項目：（A-K 項）	評量考生			
	0	1	2	
操作技能技術表現	沒有做到	部分做到	完全做到	註解
F. 確認病人／解釋治療。				
F-1. 自我介紹。				
F-2. 核對病人。				
F-3. 向病人及家屬解釋治療目的、過程及須配合事宜。				
G. 治療前評估。				
G-1. 觀察病人呼吸型態、呼吸音、SpO_2、vital sign。				
H. 執行治療。				
H-1. 選擇引流肺葉。				
H-2. 擺位。				
H-3. 扣擊適當位置及注意事項。				
H-4. 姿位引流。				
H-5. 協助病人做有效哈氣（Huff cough）。				
H-6. 協助病人排除痰液。				
H-7. 教導病人呼吸。				
H-8. 治療中評估。				
I. 治療後監測及評估。				
I-1. 評估病人呼吸型態、呼吸音、SpO_2、vital sign。				
I-2. 觀察痰量、顏色、黏度、味道。				
I-3. 注意病人有無異常狀況。				
I-4. 評估病人是否繼續治療。				
J. 結束治療／整理病人單位。				
J-1. 確認病人床邊安全。				
J-2. 整理病人單位。				
K. 洗手後記錄。				
K-1. 以標準步驟洗手。				

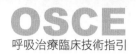
（續上表）

評分項目：（A-K 項）	評量考生			
	0	1	2	
操作技能技術表現	沒有做到	部分做到	完全做到	註解
K-2. 記錄日期、時間。				
K-3. 記錄治療前、中、後反應。				

您認為考生整體表現如何：

整體表現	說明	不及格 1分	及格邊緣 2分	及格 3分	良好 4分	優秀 5分
	評分					

評分考官簽名：＿＿＿＿＿＿＿＿

五　道具、耗材（每一位考生一份）

1. 依照感染管制措施，準備適當之手套、口罩、隔離衣、護目鏡等防護裝備。

2. 手套（乾淨手套）。

3. 枕頭（2～3 個）。

4. 薄毛巾。

5. 聽診器。

6. 甦醒球。

7. 扣擊設備（動拍痰器或拍痰杯）。

8. 口罩。

9. 集痰設備。

10. 抽痰設備。

11. 氧氣設備。

12. 脈衝式飽和血氧計（pulse oximeter）。

姿位引流及胸腔扣擊或震動
Postural Drainage with Percussion or Vibration

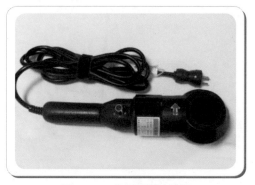

圖 17-1　成人電動拍痰器

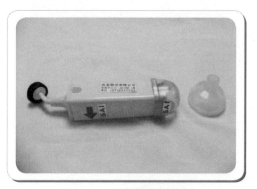

圖 17-2　小兒電動拍痰器

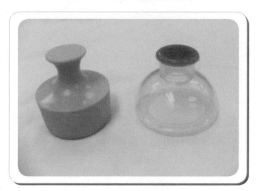

圖 17-3　拍痰杯

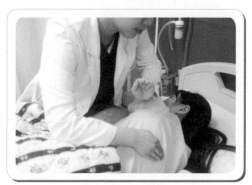

圖 17-4　扣擊姿勢

正壓吐氣治療

Positive Expiratory Pressure Therapy

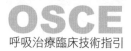

一　測驗項目：正壓吐氣治療
Positive Expiratory Pressure Therapy

二　考生指引

執行目的：

正壓吐氣治療協助氣道分泌物之排除和治療肺塌陷。

測驗重點：

1. 能正確準備正壓吐氣治療之設備。
2. 能以標準步驟完成技術。
3. 能了解並說明治療的適應症。
4. 能了解並說明治療的禁忌症。
5. 能了解並說明治療的危險性與併發症。
6. 能正確執行治療前中後評估。
7. 能正確指導病患執行操作。

三 考官指引

測驗項目：正壓吐氣治療

評分重點提示

1. 本考試目的在於為呼吸治療學系學生臨床能力之最低標準把關，不在於鑑別優劣。
2. 請掌握本題之測驗重點。
3. 請詳讀評分項目（checklist）。
4. 請參閱評分說明評分。

測驗時間：15 分鐘。

評核重點：

1. 執行正壓吐氣治療及指導病患執行操作。
2. 評估病人治療前、中、後反應。
3. 了解治療的適應症、禁忌症、危險性與併發症。

評分說明

A. 執行前準備。

A-1. 能說出治療的目的。

◆ 完全做到：正確說出目的為利用正壓吐氣治療協助氣道分泌物之排除和治療肺塌陷。

◆ 部分做到：未能正確說明治療的目的。

◆ 沒有做到：未能說明。

A-2. 能說出治療的適應症。

1. 鬆動氣道分泌物，如囊性纖維化與慢性支氣管炎。
2. 有效的傳送支氣管擴張劑。

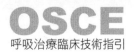
3. 預防或改善肺塌陷。

4. 降低氣喘或慢性阻塞性肺疾導致的氣體滯留。

◆ 完全做到：正確說出治療的適應症。

◆ 部分做到：缺少任兩項以上。

◆ 沒有做到：未能說明。

A-3 能說出治療的禁忌症。

1. 活動性的咳血。

2. 急性鼻竇炎。

3. 食道手術。

4. 血液動力學不穩定。

5. 顱內壓大於 20 mmHg。

6. 鼓膜破裂或中耳疾病。

7. 噁心。

8. 最近接受臉部、口部、或頭顱手術。

9. 無法忍受呼吸作功增加。

10. 未治療氣胸。

11. 流鼻血。

◆ 完全做到：正確說出治療的禁忌症。

◆ 部分做到：缺少任四項以上。

◆ 沒有做到：未能說明。

A-4. 能說出治療的危險性。

1. 呼吸作功增加，導致通氣不足和高碳酸血症。

2. 顱內壓上升。

3. 心血管疾病。

4. 吞入空氣，增加噁心及吸入的可能性。

5. 幽閉恐懼症。

6. 皮膚破損及面罩造成不適。

7. 肺部壓力傷害。

◆完全做到：正確說出治療的危險性。

◆部分做到：缺少任兩項以上。

◆沒有做到：未能說明。

A-5. 備物。

◆完全做到：備齊面罩或咬嘴、單向閥、T 型管、可調式的固定阻力器。

◆部分做到：缺少任兩項以上。

◆沒有做到：未備物。

B. 核對醫囑。

B-1. 確定醫囑內容： 核對醫囑並確認醫囑是否有任何矛盾或差異。若醫囑有誤，於執行前須做確認或請醫師修正。

◆完全做到：完成上述操作。

◆沒有做到：未完成上述操作。

B-2. 了解醫囑內容及治療計畫。

◆完全做到：了解醫囑內容及治療計畫。

◆部分做到：未了解醫囑內容或未了解治療計畫。

◆沒有做到：皆未了解。

C. 翻閱病歷。

C-1. 入院診斷。

◆完全做到：確認並了解入院診斷。

◆沒有做到：未確認。

C-2. 病史及身體檢查。

◆完全做到：確認病史及身體檢查。

◆部分做到：只確認病史或只確認身體檢查。

◆沒有做到：皆未確認。

C-3. 入院後病程發展及治療計畫。

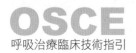

◆完全做到：確認入院後病程發展。

◆沒有做到：未確認。

C-4. CXR、ABG、肺功能。

◆完全做到：確認 CXR、ABG、肺功能。

◆部分做到：缺少任一項以上。

◆沒有做到：皆未確認。

D. 預防交互感染。

D-1. 以標準步驟洗手。

◆完全做到：以標準步驟洗手。

◆部分做到：有洗手但未以標準步驟洗手。

◆沒有做到：未執行洗手。

D-2. 遵從感染管制措施，必要時穿戴手套、口罩、隔離衣。

◆完全做到：正確遵從感染管制措施，必要時穿戴手套、口罩、隔離衣。

◆部分做到：遵從感染管制措施，但穿戴手套、口罩、隔離衣動作不正確。

◆沒有做到：未遵從感染管制措施。

E. 組裝測試用物。

E-1. 確認用物的完整性、測試用物功能性。

◆完全做到：確認用物的完整性、測試用物功能性。

◆部分做到：未確認用物的完整性或未測試用物功能性。

◆沒有做到：未確認。

F. 確認病人／解釋治療。

F-1. 自我介紹。

◆完全做到：清楚地向病人自我介紹（注意語言及音量）。

◆部分做到：向病人自我介紹，但病人未能完全了解。

◆沒有做到：未向病人自我介紹。

F-2. 核對病人。

◆ 完全做到：依據床頭卡、手圈核對病人的床號、姓名、病歷號。

◆ 部分做到：只核對床頭卡、手圈其中一項。

◆ 沒有做到：未核對病人。

F-3. 向病人及家屬解釋治療的目的、過程及須配合的事宜。

◆ 完全做到：向病人及家屬解釋治療目的、過程及須配合事宜。

◆ 部分做到：缺少任一項以上。

◆ 沒有做到：皆未解釋。

G. 治療前評估。

G-1. 觀察病人呼吸狀況、SpO_2、呼吸音、vital sign。

◆ 完全做到：觀察病人呼吸狀況、SpO_2、呼吸音、vital sign。

◆ 部分做到：缺少任一項以上。

◆ 沒有做到：皆未觀察。

H. 執行治療。

H-1. 擺位。

◆ 完全做到：協助病人採半坐臥姿，足以支撐身體。

◆ 沒有做到：未協助病人採半坐臥姿。

H-2. 選取適合的面罩或咬嘴。

◆ 完全做到：選取適合病人的面罩或咬嘴，面罩須能緊密蓋住口鼻以預防漏氣。

◆ 沒有做到：選取的面罩不適當。

H-3. 衛教病人橫膈式呼吸。

◆ 完全做到：衛教病人橫膈式呼吸。

◆ 沒有做到：未能正確衛教橫膈式呼吸。

◆ 沒有做到：未執行衛教。

H-4. 衛教病人適當的吐氣，以達到 10～20 cm H_2O 正壓。

1. 調整阻力器孔口大小達到適當的吐氣正壓（吸吐氣比率目標是 1:3～1:4）。

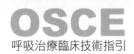

2. 重覆 10～20 次的呼吸後，接著做 2～3 個哈氣咳嗽（huff cough）。

3. 病人如出現頭暈、冒冷汗，應停止治療。

4. 如果無效，可增加 3～5cm H_2O PEP。

5. 重複正壓吐氣之步驟最少 5 次，但勿超過 20 分鐘。

6. 操作過程中觀察病人膚色、SpO_2、vital sign。

◆完全做到：正確執行上述操作。

◆部分做到：缺少任兩項以上。

◆沒有做到：皆未完成。

H-5. 鼓勵病人咳出已鬆動的痰液。

◆完全做到：鼓勵病人咳出已鬆動的痰液。

◆沒有做到：未鼓勵病人咳出已鬆動的痰液。

I. 治療後評估。

I-1. 觀察病人呼吸狀況、SpO_2、呼吸音、vital sign。

◆完全做到：正確執行所有評估項目。

◆部分做到：缺少任一項以上。

◆沒有做到：皆未執行。

I-2. 觀察痰量、顏色、黏度。

◆完全做到：觀察痰量、顏色、黏度。

◆部分做到：缺少任一項。

◆沒有做到：皆未觀察。

I-3. 注意病人有無異常狀況。

◆完全做到：注意病人有無異常狀況，如咳血、呼吸困難、缺氧。

◆沒有做到：未注意病人有無異常狀況。

J. 結束治療／整理病人單位。

J-1. 確定病人床邊安全。

◆完全做到：確定病人床邊安全，確實拉上床欄。

◆部分做到：床欄未確實固定好。

◆沒有做到：未確定病人床邊安全。

J-2. 用物須用酒精棉擦拭消毒。

◆完全做到：用物以酒精棉擦拭消毒。

◆部分做到：用物以酒精棉擦拭消毒，但未消毒完整。

◆沒有做到：未消毒用物。

K. 洗手後記錄。

K-1. 以標準步驟洗手。

◆完全做到：以標準步驟洗手。

◆部分做到：有洗手但未以標準步驟洗手。

◆沒有做到：未執行洗手。

K-2. 記錄日期、時間及治療前、中、後反應。

◆完全做到：記錄日期、時間及治療前、中、後反應。

◆部分做到：缺少任一項以上。

◆沒有做到：皆未記錄。

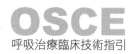

四 評分表

◎ 測驗項目：正壓吐氣治療

◎ 測驗時間：15 分鐘

◎ 測驗考生：學號：　　　　　　姓名：　　　　　　日期：

評分項目：（A-K 項）	評量考生			
	0	1	2	
操作技能技術表現	沒有做到	部分做到	完全做到	註解
A. 執行前準備。				
A-1. 能說出治療的目的。				
A-2. 能說出治療的適應症。				
A-3. 能說出治療的禁忌症。				
A-4. 能說出治療的危險性。				
A-5. 備物。				
B. 核對醫囑。				
B-1. 確定醫囑內容。				
B-2. 了解醫囑內容及治療計畫。				
C. 翻閱病歷。				
C-1. 入院診斷。				
C-2. 病史及身體檢查。				
C-3. 入院後病程發展及治療計畫。				
C-4. CXR、ABG、肺功能。				
D. 預防交互感染。				
D-1. 以標準步驟洗手。				
D-2. 遵從感染管制措施，必要時穿戴手套、口罩、隔離衣。				

（續上表）

評分項目：（A-K 項）	評量考生			
	0	1	2	
操作技能技術表現	沒有做到	部分做到	完全做到	註解
E. 組裝測試用物。				
E-1. 確認用物的完整性、測試用物功能性。				
F. 確認病人／解釋治療。				
F-1. 自我介紹。				
F-2. 核對病人。				
F-3. 向病人及家屬解釋治療的目的、過程及須配合的事宜。				
G. 治療前評估。				
G-1. 觀察病人呼吸狀況、SpO_2、呼吸音、vital sign。				
H. 執行治療。				
H-1. 擺位。				
H-2. 選取適合的面罩或咬嘴。				
H-3. 衛教病人橫膈式呼吸。				
H-4. 衛教病人適當的吐氣，以達到 $10 \sim 20$ cmH_2O 的正壓。				
H-5. 鼓勵病人咳出已鬆動的痰液。				
I. 治療後評估。				
I-1. 觀察病人呼吸狀況、SpO_2、呼吸音、vital sign。				
I-2. 觀察痰量、顏色、黏度。				
I-3. 注意病人有無異常狀況。				
J. 結束治療／整理病人單位。				
J-1. 確定病人床邊安全。				
J-2. 用物須用酒精棉擦拭消毒。				
L. 洗手後記錄。				
K-1. 以標準步驟洗手。				

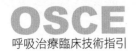
（續上表）

| 評分項目：（A-K 項） | 評量考生 | | | |
| | 0 | 1 | 2 | |
操作技能技術表現	沒有 做到	部分 做到	完全 做到	註解
K-2.記錄日期、時間及治療前、中、後反應。				

您認為考生整體表現如何：

整體 表現	說明	不及格 1 分	及格邊緣 2 分	及格 3 分	良好 4 分	優秀 5 分
	評分					

評分考官簽名：＿＿＿＿＿＿＿＿＿

五　道具、耗材（每一位考生一份）

1. 依照感染管制措施，準備適當之手套、口罩、隔離衣、護目鏡等防護裝備。

2. 面罩或咬嘴。

3. 單向閥。

4. T 型管。

5. 可調式的固定口阻力器。

6. 壓力計。

7. 鼻夾。

8. 聽診器。

9. 脈衝式飽和血氧計（pulse oximeter）。

正壓吐氣治療 Positive Expiratory Pressure Therapy

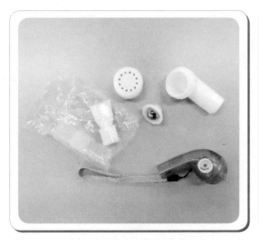

圖 18-1　OPEP：Flutter 和 ECHO Percussor

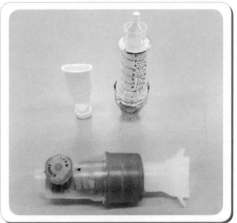

圖 18-2　PEP

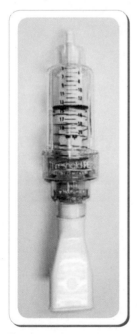

圖 18-3　PEP：
　　　　　Threshold PEP

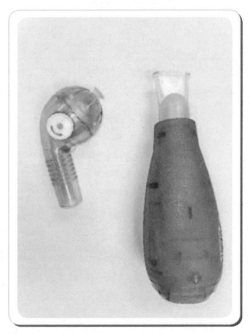

圖 18-4　OPEP：
　　　　　ECHO Percussor 和 Acapella

咳嗽輔助

Cough Assist

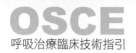
一　測驗項目：咳嗽輔助
Cough Assist

二　考生指引

● **執行目的：**

協助痰液的排除。

● **測驗重點：**

1. 能正確準備咳嗽輔助之相關設備。
2. 能以標準步驟完成及教導咳嗽輔助。
3. 能了解並說明治療的適應症。
4. 能了解並說明治療的禁忌症。
5. 能正確執行治療前中後評估。
6. 能正確指導病患執行操作。

三 考官指引

● 測驗項目：咳嗽輔助

● 評分重點提示

1. 本考試目的在於為呼吸治療學系學生臨床能力之最低標準把關，不在於鑑別優劣。
2. 請掌握本題之測驗重點。
3. 請詳讀評分項目（checklist）。
4. 請參閱評分說明評分。

● 測驗時間：15 分鐘。

● 評核重點：

1. 執行咳嗽輔助治療及指導病患執行操作。
2. 評估病人治療前、中、後反應。
3. 了解治療的適應症、禁忌症。

● 評分說明

A. 執行前準備。

A-1. 能說出治療的目的。

- ◆完全做到：正確說出治療的目的。
- ◆部分做到：未能正確說明治療的目的。
- ◆沒有做到：未能說明。

A-2. 能說出治療的適應症。

1. 肌肉神經受損無法移除痰液者。
2. 全身或半身麻醉無力咳痰者。
- ◆完全做到：正確說出治療的適應症。

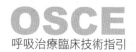
◆部分做到：缺少任一項。

◆沒有做到：未能說明。

A-3. 能說出治療的禁忌症。

◆完全做到：正確說明治療的禁忌症。

◆部分做到：未能正確說明治療的禁忌症。

◆沒有做到：未能說明。

B. 核對醫囑。

B-1. 確定醫囑內容：核對醫囑並確認醫囑是否有任何矛盾或差異。若醫囑有誤，於執行前須做確認或請醫師修正。

◆完全做到：完成上述操作。

◆沒有做到：未完成上述操作。

C. 翻閱病歷。

C-1. 入院診斷。

◆完全做到：確認入院診斷。

◆沒有做到：未確認入院診斷。

C-2. 病史及身體檢查。

◆完全做到：確認病史及身體檢查。

◆部分做到：只確認病史或只確認身體檢查。

◆沒有做到：皆未確認。

C-3. 入院後病程發展及治療計畫。

◆完全做到：確認入院後病程發展及治療計畫。

◆部分做到：只確認入院後病程發展或只確認治療計畫。

◆沒有做到：皆未確認。

C-4. CXR、ABG、肺功能。

◆完全做到：確認 CXR、ABG、肺功能。

◆部分做到：缺少任一項以上。

◆沒有做到：皆未確認。

D. 預防交互感染。

D-1. 以標準步驟洗手。

◆完全做到：以標準步驟洗手。

◆部分做到：有洗手但未以標準步驟洗手。

◆沒有做到：未執行洗手。

D-2. 遵從感染管制措施，必要時穿戴手套、口罩、隔離衣。

◆完全做到：正確遵從感染管制措施，必要時穿戴手套、口罩、隔離衣。

◆部分做到：遵從感染管制措施，但穿戴手套、口罩、隔離衣動作不流暢。

◆沒有做到：未遵從感染管制措施。

E. 確認病人／解釋治療。

E-1. 自我介紹。

◆完全做到：清楚地向病人自我介紹（注意語言及音量）。

◆部分做到：向病人自我介紹，但病人未能完全了解。

◆沒有做到：未向病人自我介紹。

E-2. 核對病人。

◆完全做到：依據床頭卡、手圈核對病人的床號、姓名、病歷號。

◆部分做到：只核對床頭卡、手圈其中一項。

◆沒有做到：未核對病人。

E-3. 向病人及家屬解釋治療的目的、過程及須配合事宜。

◆完全做到：向病人及家屬解釋治療的目的、過程及須配合事宜。

◆部分做到：缺少任一項以上。

◆沒有做到：皆未解釋。

F. 治療前評估。

F-1. 觀察病人呼吸狀況、SpO_2、呼吸音、**vital sign**、咳嗽能力、痰分泌物性狀。

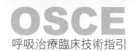
◆完全做到：觀察病人呼吸狀況、SpO_2、呼吸音、vital sign、咳嗽能力、痰分泌物性狀。

◆部分做到：缺少任兩項以上。

◆沒有做到：皆未觀察。

G. 執行治療。

G-1. 病人平躺姿勢。

◆完全做到：完全調整病人平躺姿勢。

◆部分做到：調整病人之姿勢時未觀察病人而使病人不舒服。

◆沒有做到：未調整。

G-2. 兩手置於病人腹部肋骨下。

◆完全做到：兩手手掌根部置於病人腹部肋骨下。

◆沒有做到：未兩手置於病人腹部肋骨下。

G-3. 引導病人腹式呼吸。

◆完全做到：引導病人感覺深吸氣時腹部向上移動，感覺腹式呼吸。

◆沒有做到：未引導病人腹式呼吸。

G-4. 協助咳嗽。

◆完全做到：請病人用力咳嗽。同時，治療師置於病人腹部的手，快且用力往上往內推。

◆部分做到：未鼓勵病人咳嗽或未協助病人執行。

◆沒有做到：未執行。

G-5. 協助病人移除痰液。

◆完全做到：請病人將痰咳出，必要時協助病人抽痰。

◆沒有做到：未能協助將痰移除。

H. 治療後評估。

H-1. 治療後評估病人呼吸狀況、SpO_2、呼吸音、vital sign。

◆完全做到：正確執行所有評估項目。

◆部分做到：缺少任兩項以上。

◆ 沒有做到：未評估。

H-2. 病人能清楚、正確說出步驟。

◆ 完全做到：引導病人清楚、正確說出步驟，並適時給予校正。

◆ 部分做到：未能適時給予校正。

◆ 沒有做到：未執行引導。

H-3. 病人自我練習狀況。

◆ 完全做到：觀察病人自我練習狀況，並適時給予校正。

◆ 部分做到：未能適時給予校正。

◆ 沒有做到：未執行。

H-4. 效果評估。

◆ 完全做到：評估病人痰分泌物性狀及咳嗽能力。

◆ 部分做到：只評估其中一項。

◆ 沒有做到：未評估病人咳嗽狀況。

I. 結束治療／整理病人單位。

I-1. 確定病人床邊安全。

◆ 完全做到：確認病人床邊安全，確實拉上床欄。

◆ 部分做到：床欄未確實固定好。

◆ 沒有做到：未確定病人床邊安全。

I-2. 整理病人單位。

◆ 完全做到：移除治療設備，恢復病房原狀（例如：病人之擺位…等）。

◆ 部分做到：缺少其中一項。

◆ 沒有做到：皆未完成。

J. 洗手後記錄。

J-1. 以標準步驟洗手。

◆ 完全做到：以標準步驟洗手。

◆ 部分做到：有洗手但未以標準步驟洗手。

◆ 沒有做到：未執行洗手。

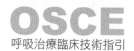

J-2. 記錄日期、時間。

◆完全做到：記錄日期、時間。

◆部分做到：缺少任一項。

◆沒有做到：皆未記錄。

J-3. 記錄治療前、中、後監測評值結果。

◆完全做到：記錄治療前、中、後監測評值結果。

◆部分做到：缺少任一項以上。

◆沒有做到：皆未記錄。

J-4. 記錄治療過程、病人反應、痰分泌物性狀。

◆完全做到：記錄治療過程、病人反應、痰分泌物性狀。

◆部分做到：缺少任一項以上。

◆沒有做到：皆未記錄。

四 評分表

◎ 測驗項目：咳嗽輔助

◎ 測驗時間：15 分鐘

◎ 測驗考生：學號：　　　　　　姓名：　　　　　　日期：

評分項目：（A-J項）	評量考生			
	0	1	2	
操作技能技術表現	沒有做到	部分做到	完全做到	註解
A. 執行前準備。				
A-1. 能說出治療的目的。				
A-2. 能說出治療的適應症。				
A-3. 能說出治療的禁忌症。				
B. 核對醫囑。				
B-1. 確定醫囑內容。				
C. 翻閱病歷。				
C-1. 入院診斷。				
C-2. 病史及身體檢查。				
C-3. 入院後病程發展及治療計畫。				
C-4. CXR、ABG、肺功能。				
D. 預防交互感染。				
D-1. 以標準步驟洗手。				
D-2. 遵從感染管制措施，必要時穿戴手套、口罩、隔離衣。				
E. 確認病人／解釋治療。				
E-1. 自我介紹。				
E-2. 核對病人。				

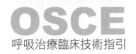
（續上表）

評分項目：（A-J 項）	評量考生			
	0	1	2	
操作技能技術表現	沒有做到	部分做到	完全做到	註解
E-3. 向病人及家屬解釋治療的目的、過程及須配合事宜。				
F. 治療前評估。				
F-1. 觀察病人呼吸狀況、SpO_2、呼吸音、vital sign、咳嗽能力，痰液性狀。				
G. 執行治療。				
G-1. 病人平躺姿勢。				
G-2. 兩手置於病人腹部肋骨下。				
G-3. 引導病人腹式呼吸。				
G-4. 協助咳嗽。				
G-5. 協助病人移除痰液。				
H. 治療後評估。				
H-1. 治療後評估病人呼吸狀況、SpO_2、呼吸音、vital sign。				
H-2. 病人能清楚、正確說出步驟。				
H-3. 病人自我練習狀況。				
H-4. 效果評估。				
I. 結束治療／整理病人單位。				
I-1. 確定病人床邊安全。				
I-2. 整理病人單位。				
J. 洗手後記錄。				
J-1. 以標準步驟洗手。				
J-2. 記錄日期、時間。				
J-3. 記錄治療前、中、後監測評值結果。				

（續上表）

評分項目：（A-J 項）	評量考生			
	0	1	2	
操作技能技術表現	沒有做到	部分做到	完全做到	註解
J-4. 記錄治療過程、病人反應、痰分泌物性狀。				

您認為考生整體表現如何：

整體表現	說明	不及格 1分	及格邊緣 2分	及格 3分	良好 4分	優秀 5分
	評分					

評分考官簽名：_____

五　道具、耗材（每一位考生一份）

1. 依照感染管制措施，準備適當之手套、口罩、隔離衣、護目鏡等防護裝備。

2. 聽診器。

3. 脈衝式飽和血氧計（pulse oximeter）。

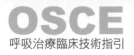

咳嗽輔助 Cough Assist

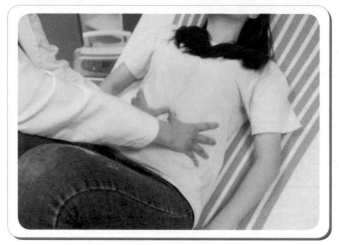

圖 19-1　咳嗽輔助手勢

呼吸運動－橫膈式呼吸

Breathing Exercises
- Diaphragmatic Breathing

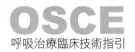

一　測驗項目：呼吸運動－橫膈式呼吸
Breathing Exercises- Diaphragmatic Breathing

二　考生指引

● 執行目的：

1. 緩解呼吸困難。
2. 減少呼吸功。
3. 改善通氣。
4. 改善通氣的分布。
5. 增強氧合作用。
6. 減少呼吸速率。
7. 增加潮氣量。

● 測驗重點：

1. 能正確準備橫膈式呼吸之相關設備。
2. 能以標準步驟教導病人完成呼吸運動－橫膈式呼吸（腹式呼吸）。
2. 能了解並說明治療的適應症。
3. 能了解並說明治療的禁忌症。
4. 能正確執行治療前中後評估。
5. 能正確指導病患執行操作。

三 考官指引

● 測驗項目：呼吸運動－橫膈式呼吸

● 評分重點提示

1. 本考試目的在於為呼吸治療學系學生臨床能力之最低標準把關，不在於鑑別優劣。
2. 請掌握本題之測驗重點。
3. 請詳讀評分項目（checklist）。
4. 請參閱評分說明評分。

● 測驗時間：15 分鐘。

● 評核重點：

1. 執行呼吸運動—橫膈式呼吸治療及引導病患執行操作。
2. 評估病人治療前、中、後反應。
3. 了解治療的適應症、禁忌症。

● 評分說明

A. 執行前準備。

A-1. 能說出治療的目的。

　　1. 緩解呼吸困難。

　　2. 減少呼吸功。

　　3. 改善通氣。

　　4. 改善通氣的分佈。

　　5. 增強氧合作用。

　　6. 減少呼吸速率。

　　7. 增加潮氣量。

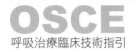

◆ 完全做到：能說出治療的目的。

◆ 部分做到：缺少任兩項以上。

◆ 沒有做到：未能說明。

A-2. 能說出治療的適應症。

1. 慢性阻塞肺疾或有氣道痙攣情形者。

2. 急性或慢性肺部疾病導致肺部擴張不足、呼吸作功增加者。

3. 由於外科手術或外傷造成胸廓疼痛或肺擴張受影響者。

4. 神經肌肉系統疾病造成呼吸有關肌肉衰弱者。

5. 有骨骼肌肉異常而影響呼吸功能者。

◆ 完全做到：能說出治療的適應症。

◆ 部分做到：缺少任兩項以上。

◆ 沒有做到：未能說明。

A-3. 能說出治療的禁忌症。

◆ 完全做到：能正確說出治療的禁忌症。

◆ 部分做到：未能正確說出治療的禁忌症。

◆ 沒有做到：未能說明。

B. 核對醫囑。

B-1. 確定醫囑內容：核對醫囑並確認醫囑是否有任何矛盾或差異。若醫囑有誤，於執行前須做確認或請醫師修正。

◆ 完全做到：完成上述操作。

◆ 沒有做到：未完成上述操作。

B-2. 了解醫囑內容及治療計畫。

◆ 完全做到：了解醫囑內容及治療計畫。

◆ 部分做到：未了解醫囑內容或未了解治療計畫。

◆ 沒有做到：皆未了解。

C. 翻閱病歷。

C-1. 入院診斷。

◆完全做到：確認入院診斷。

◆沒有做到：未確認。

C-2. 病史及身體檢查。

◆完全做到：確認病史及身體檢查史。

◆部分做到：只確認病史或只確認身體檢查。。

◆沒有做到：皆未確認。

C-3. 入院後病程發展及治療計畫。

◆完全做到：確認入院後病程發展及治療計畫。

◆部分做到：只確認入院後病程發展或只確認治療計畫。

◆沒有做到：皆未確認。

C-4. CXR、ABG、肺功能。

◆完全做到：確認 CXR、ABG、肺功能。

◆部分做到：缺少任一項以上。

◆沒有做到：皆未確認。

D. 預防交互感染。

D-1. 以標準步驟洗手。

◆完全做到：以標準步驟洗手。

◆部分做到：有洗手但未以標準步驟洗手。

◆沒有做到：未執行洗手。

D-2. 遵從感染管制措施，必要時穿戴手套、口罩、隔離衣。

◆完全做到：正確遵從感染管制措施，必要時穿戴手套、口罩、隔離衣。

◆部分做到：遵從感染管制措施，但穿戴手套、口罩、隔離衣動作不流暢。

◆沒有做到：未遵從感染管制措施。

E. 確認病人／解釋治療。

E-1. 自我介紹。

◆完全做到：清楚地向病人自我介紹（注意語言及音量）。

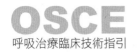
◆ 部分做到：向病人自我介紹，但病人未能完全了解。

◆ 沒有做到：未向病人自我介紹。

E-2. 核對病人。

◆ 完全做到：依據床頭卡、手圈核對病人的床號、姓名、病歷號。

◆ 部分做到：只核對床頭卡、手圈其中一項。

◆ 沒有做到：未核對病人。

E-3. 向病人及家屬解釋治療的目的、過程及須配合事宜。

◆ 完全做到：向病人及家屬解釋治療的目的、過程及須配合事宜。

◆ 部分做到：缺少任一項以上。

◆ 沒有做到：未解釋。

F. 治療前評估。

F-1. 觀察病人呼吸狀況、SpO_2、呼吸音、vital sign、咳嗽能力、痰分泌物性狀。

◆ 完全做到：觀察病人呼吸狀況、SpO_2、呼吸音、vital sign、咳嗽能力、痰分泌物性狀。

◆ 部分做到：缺少任兩項以上。

◆ 沒有做到：皆未觀察。

G. 執行治療。

G-1. 調整病人姿位。

1. 平躺：膝蓋彎曲。

2. 坐姿：坐在床邊雙腳垂下。

3. 站立：背挺直。

◆ 完全做到：調整病人至舒服的姿勢。

◆ 沒有做到：調整病人的姿勢時未觀察病人而使病人不舒服。

◆ 沒有做到：未調整。

G-2. 正確引導病人進行橫膈式呼吸。

1. 病人可以一手置於胸前一手置於腹部。

2. 慢慢吸氣，吸氣時腹部向上移動。

3. 吐氣時腹部向內移動，吐氣時間是吸氣時間的兩倍。

◆ 完全做到：能正確引導病人完成上述操作。

◆ 部分做到：未能正確引導病人完成上述操作。

◆ 沒有做到：未引導病人。

H. 治療後評估。

H-1. 治療後評估病人呼吸狀況、SpO_2、呼吸音、**vital sign**、咳嗽能力、痰分泌物性狀。

◆ 完全做到：正確執行所有評估項目。

◆ 部分做到：缺少任項以上。

◆ 沒有做到：未評估病人。

H-2. 評估病人自我練習狀況。

◆ 完全做到：能依據病人的執行狀況給予正確的指導。

◆ 部分做到：有給予指導，但不正確。

◆ 沒有做到：未能發現病人問題，無法給予病人正確指導。

H-3. 觀察病人反應。

◆ 完全做到：觀察病人術後病人傷口疼痛情形及呼吸狀況。

◆ 部分做到：未觀察病人術後傷口疼痛情形或未觀察病人呼吸狀況。

◆ 沒有做到：未觀察病人反應。

H-4. 效果評估。

◆ 完全做到：評估病人執行腹式呼吸的效果（參考治療的目的）。

◆ 沒有做到：未執行上述之操作。

I. 結束治療／整理病人單位。

I-1. 確定病人床邊安全。

◆ 完全做到：確定病人床邊安全，確實拉上床欄。

◆ 部分做到：床欄未確實固定好。

◆ 沒有做到：未確定病人床邊安全。

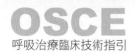

I-2. 整理病人單位。

◆完全做到：移除治療設備，恢復病房原狀（例如：病人之擺位…等）。

◆部分做到：缺少其中一項。

◆沒有做到：皆未完成。

J. 洗手後記錄。

J-1. 以標準步驟洗手。

◆完全做到：以標準步驟洗手。

◆部分做到：有洗手但未以標準步驟洗手。

◆沒有做到：未執行洗手。

J-2. 記錄日期、時間。

◆完全做到：記錄日期、時間。

◆部分做到：缺少任一項。

◆沒有做到：皆未記錄。

J-3. 記錄治療前、中、後監測評值結果。

◆完全做到：記錄治療前、中、後監測評值結果。

◆部分做到：缺少任一項以上。

◆沒有做到：皆未記錄。

J-4. 記錄治療過程、病人反應。

◆完全做到：記錄治療過程、病人反應。

◆部分做到：缺少任一項以上。

◆沒有做到：皆未記錄。

四 評分表

◎ 測驗項目：呼吸運動—橫膈式呼吸

◎ 測驗時間：15 分鐘

◎ 測驗考生： 學號： 姓名： 日期：

評分項目：（A-J 項）	評量考生			
	0	1	2	
操作技能技術表現	沒有做到	部分做到	完全做到	註解
A. 執行前準備。				
A-1. 能說出治療的目的。				
A-2. 能說出治療的適應症。				
A-3. 能說出治療的禁忌症。				
B. 核對醫囑。				
B-1. 確定醫囑內容。				
B-2. 了解醫囑內容及治療計畫。				
C. 翻閱病歷。				
C-1. 入院診斷。				
C-2. 病史及身體檢查史。				
C-3. 入院後病程發展及治療計畫。				
C-4. CXR、ABG、肺功能。				
D. 預防交互感染。				
D-1. 以標準步驟洗手。				
D-2. 遵從感染管制措施，必要時穿戴手套、口罩、隔離衣。				
E. 確認病人／解釋治療。				
E-1. 自我介紹。				
E-2. 核對病人。				
E-3. 向病人及家屬解釋治療的目的、過程及須配合事宜。				

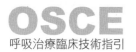

（續上表）

評分項目：（A-J 項）	評量考生			
	0	1	2	
操作技能技術表現	沒有做到	部分做到	完全做到	註解
F. 治療前評估。				
F-1. 觀察病人呼吸狀況、SpO$_2$、呼吸音、vital sign、咳嗽能力、痰液性狀。				
G. 執行治療。				
G-1. 調整病人姿位。				
G-2. 正確引導病人進行腹式呼吸。				
H. 治療後評估。				
H-1. 治療後評估病人呼吸狀況、SpO$_2$、呼吸音、vital sign、咳嗽能力、痰分泌物性狀。				
H-2. 評估病人自我練習狀況。				
H-3. 觀察病人反應。				
H-4. 效果評估。				
I. 結束治療／整理病人單位。				
I-1. 確定病人床邊安全。				
I-2. 整理病人單位。				
J. 洗手後記錄。				
J-1. 以標準步驟洗手。				
J-2. 記錄日期、時間。				
J-3. 記錄治療前、中、後監測評值結果。				
J-4. 記錄治療過程、病人反應。				

您認為考生整體表現如何：

整體表現	說明	不及格 1分	及格邊緣 2分	及格 3分	良好 4分	優秀 5分
	評分					

評分考官簽名：_____

五　道具、耗材（每一位考生一份）

1. 依照感染管制措施，準備適當之手套、口罩、隔離衣、護目鏡等防護裝備。
2. 聽診器。
3. 脈衝式飽和血氧計（pulse oximeter）。

呼吸運動－噘嘴式呼吸

Breathing Exercises
- Pursed Lip Breathing

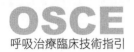

一 測驗項目：呼吸運動－嘬嘴式呼吸
Breathing Exercises- Pursed Lip Breathing

二 考生指引

● 執行目的：

1. 增加耐力。
2. 緩解呼吸困難。
3. 增加肺泡通氣量。
4. 增加氧合作用。
5. 減少呼吸功。
6. 減少呼吸速率。
7. 減少動脈血中二氧化碳分壓。
8. 增加運動耐力。

● 測驗重點：

1. 能正確準備嘬嘴式呼吸之相關設備。
2. 能以標準步驟指導病人完成嘬嘴式呼吸。
3. 能了解並說明治療的適應症。
4. 能了解並說明治療的禁忌症。
5. 能正確執行治療前中後評估。
6. 能正確指導病患執行操作。

三　考官指引

● 測驗項目：呼吸運動－噘嘴式呼吸

● 評分重點提示

1. 本考試目的在於為呼吸治療學系學生臨床能力之最低標準把關，不在於鑑別優劣。
2. 請掌握本題之測驗重點。
3. 請詳讀評分項目（checklist）。
4. 請參閱評分說明評分。

● 測驗時間：15 分鐘。

● 評核重點：

1. 執行噘嘴式呼吸治療及引導病患執行操作。
2. 評估病人治療前、中、後反應。
3. 了解治療的適應症、禁忌症。

● 評分說明

A. 執行前準備。

A-1. 能說出治療的目的。

1. 增加耐力。
2. 緩解呼吸困難。
3. 增加肺泡通氣量。
4. 增加氧合作用。
5. 減少呼吸功。
6. 減少呼吸速率。

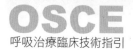
7. 減少動脈血中二氧化碳分壓。

8. 增加運動耐力。

◆完全做到：能正確說出治療的目的。

◆部分做到：缺少任三項以上。

◆沒有做到：未能說明。

A-2. 能說出治療的適應症。

1. 適用於呼吸功增加的 COPD 病人。

2. 用於有一點或沒有呼吸困難的 COPD 患者。

◆完全做到：能正確說出治療的適應症。

◆部分做到：缺少任一項。

◆沒有做到：未能說明。

A-3. 能說出治療的禁忌症。

◆完全做到：正確說出病人不合作或不清醒。

◆部分做到：未能正確說出治療的禁忌症。

◆沒有做到：未能說明。

B. 核對醫囑。

B-1. 確定醫囑內容：核對醫囑並確認醫囑是否有任何矛盾或差異。若醫囑有誤，於執行前須做確認或請醫師修正。

◆完全做到：完成上述操作。

◆沒有做到：未完成上述操作。

B-2. 了解醫囑內容及治療計畫。

◆完全做到：了解醫囑內容及治療計畫。

◆部分做到：未了解醫囑內容或未了解治療計畫。

◆沒有做到：皆未了解。

C. 翻閱病歷。

C-1. 入院診斷。

◆完全做到：確認入院診斷。

◆沒有做到：未確認。

C-2. 病史及身體檢查。

◆完全做到：確認病史及身體檢查。

◆部分做到：只確認病史或只確認身體檢查。

◆沒有做到：皆未確認。

C-3. 入院後病程發展及治療計畫。

◆完全做到：確認入院後病程發展及治療計畫。

◆部分做到：只確認入院後病程發展或只確認治療計畫。

◆沒有做到：皆未確認。

C-4. CXR、ABG、肺功能。

◆完全做到：確認 CXR、ABG、肺功能。

◆部分做到：缺少任一項以上。

◆沒有做到：皆未確認。

D. 預防交互感染。

D-1. 以標準步驟洗手。

◆完全做到：以標準步驟洗手。

◆部分做到：有洗手但未以標準步驟洗手。

◆沒有做到：未執行洗手。

D-2. 遵從感染管制措施，必要時穿戴手套、口罩、隔離衣。

◆完全做到：正確執行上述之操作。

◆部分做到：遵從感染管制措施，但穿戴手套、口罩、隔離衣動作不流暢。

◆沒有做到：未遵從感染管制措施。

E. 確認病人／解釋治療。

E-1. 自我介紹。

◆完全做到：清楚地向病人自我介紹（注意語言及音量）。

◆部分做到：向病人自我介紹，但病人未能完全了解。

◆沒有做到：未向病人自我介紹。

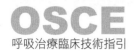

E-2. 核對病人。

◆完全做到：依據床頭卡、手圈核對病人的床號、姓名、病歷號。

◆部分做到：只核對床頭卡、手圈其中一項。

◆沒有做到：未核對病人。

E-3. 向病人及家屬解釋治療的目的、過程及須配合事宜。

◆完全做到：向病人及家屬解釋治療的目的、過程及須配合事宜。

◆部分做到：缺少任一項以上。

◆沒有做到：未解釋。

F. 執行前評估。

F-1. 觀察病人呼吸狀況、**SpO₂**、呼吸音、**vital sign**、咳嗽能力、痰分泌物性狀。

◆完全做到：觀察病人呼吸狀況、SpO_2、呼吸音、vital sign、咳嗽能力、痰分泌物性狀。

◆部分做到：缺少任兩項以上。

◆沒有做到：皆未觀察。

G. 執行治療。

G-1. 從鼻子慢慢吸氣，由 **1** 數到 **3**。

◆完全做到：正確引導病人完成上述操作。

◆部分做到：未正確引導病人。

◆沒有做到：未引導病人。

G-2. 吐氣時，如吹口哨般地噘起嘴唇後慢慢向前吹氣，由 **1** 默數到 **6**，維持吐氣時間是吸氣時間的兩倍。

◆完全做到：正確引導病人完成上述操作。

◆部分做到：未正確引導病人完成上述操作。

◆沒有做到：未引導病人執行。

H. 治療後監測及評估。

H-1. 治療後評估病人呼吸狀況、**SpO₂**、呼吸音、**vital sign**、咳嗽能力、痰分泌物性狀。

◆完全做到：正確執行所有評估項目。

◆部分做到：缺少任兩項以上。

◆沒有做到：未評估病人。

H-2. 評估病人自我練習狀況。

◆完全做到：能依據病人的執行狀況給予正確的指導。

◆部分做到：有給予指導，但不正確。

◆沒有做到：未能發現病人問題，無法給予病人正確指導。

H-3. 效果評估。

◆完全做到：評估病人噘嘴式呼吸的效果（參考治療的目的）。

◆沒有做到：未評估病人噘嘴式呼吸的效果。

I. 結束治療／整理病人單位。

I-1. 確定病人床邊安全。

◆完全做到：確定病人床邊安全，確實拉上床欄。

◆部分做到：床欄未確實固定好。

◆沒有做到：未確定病人床邊安全。

I-2. 整理病人單位。

◆完全做到：移除治療設備，恢復病房原狀（例如：病人之擺位…等）。

◆部分做到：缺少其中一項。

◆沒有做到：皆未完成。

J. 洗手後記錄。

J-1. 以標準步驟洗手。

◆完全做到：以標準步驟洗手。

◆部分做到：有洗手但未以標準步驟洗手。

◆沒有做到：未執行洗手。

J-2. 記錄日期、時間。

◆完全做到：記錄日期、時間。

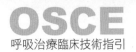

◆部分做到：缺少任一項。

◆沒有做到：皆未記錄。

J-3. 記錄治療前、中、後監測評值結果。

◆完全做到：記錄治療前、中、後監測評值結果。

◆部分做到：缺少任一項。

◆沒有做到：皆未記錄。

J-4. 記錄治療過程、病人反應。

◆完全做到：記錄治療過程、病人反應。

◆部分做到：缺少任一項。

◆沒有做到：皆未記錄。

四 評分表

◎ 測驗項目：呼吸運動─噘嘴式呼吸

◎ 測驗時間：15 分鐘

◎ 測驗考生：學號： 姓名： 日期：

評分項目：（A-J 項）	評量考生			
	0	1	2	
操作技能技術表現	沒有 做到	部分 做到	完全 做到	註解
A. 執行前準備。				
A-1. 能說出治療的目的。				
A-2. 能說出治療的適應症。				
A-3. 能說出治療的禁忌症。				
B. 核對醫囑。				
B-1. 確定醫囑內容。				
B-2. 了解醫囑內容及治療計畫。				
C. 翻閱病歷。				
C-1. 入院診斷。				
C-2. 病史及身體檢查。				
C-3. 入院後病程發展及治療計畫。				
C-4. CXR、ABG、肺功能。				
D. 預防交互感染。				
D-1. 以標準步驟洗手。				
D-2. 遵從感染管制措施，必要時穿戴手 套、口罩、隔離衣。				
E. 確認病人／解釋治療。				
E-1. 自我介紹。				
E-2. 核對病人。				
E-3. 向病人及家屬解釋治療的目的、過 程及須配合事宜。				

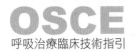

（續上表）

評分項目：（A-J 項）	評量考生			
	0	1	2	
操作技能技術表現	沒有做到	部分做到	完全做到	註解
F. 執行前評估。				
F-1. 觀察病人呼吸狀況、SpO_2、呼吸音、vital sign、咳嗽能力、痰液性狀。				
G. 執行治療。				
G-1. 從鼻子慢慢吸氣，由 1 數到 3。				
G-2. 吐氣時，如吹口哨般地噘起嘴唇後慢慢向前吹氣，由 1 默數到 6，維持吐氣時間是吸氣時間的兩倍。				
H. 治療後監測及評估。				
H-1. 治療後評估病人呼吸狀況、SpO_2、呼吸音、vital sign、咳嗽能力、痰分泌物性狀。				
H-2. 評估病人自我練習狀況。				
H-3. 效果評估。				
I. 結束治療／整理病人單位。				
I-1. 確定病人床邊安全。				
I-2. 整理病人單位。				
J. 洗手後記錄。				
J-1. 以標準步驟洗手。				
J-2. 記錄日期、時間。				
J-3. 記錄治療前、中、後監測評值結果。				
J-4. 記錄治療過程、病人反應。				

您認為考生整體表現如何：

整體表現	說明	不及格 1 分	及格邊緣 2 分	及格 3 分	良好 4 分	優秀 5 分
	評分					

評分考官簽名：________________

五　道具、耗材（每一位考生一份）

1. 依照感染管制措施，準備適當之手套、口罩、隔離衣、護目鏡等防護裝備。

2. 聽診器。

3. 脈衝式飽和血氧計（pulse oximeter）。

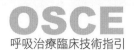

呼吸運動－嘬嘴式呼吸＋橫膈式呼吸
Breathing Exercises- Pursed Lip Breathing + Diaphragmatic Breathing

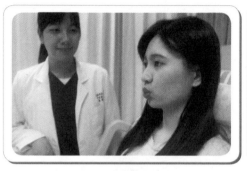

圖 21-1　嘬嘴式呼吸

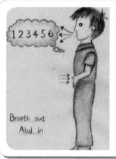

圖 21-2　站姿

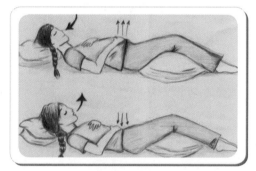

圖 21-3　躺臥

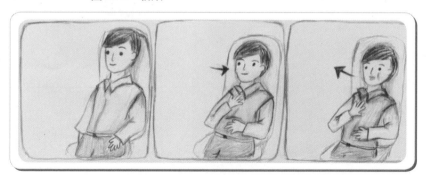

圖 21-4　坐姿

脈動式血氧飽和測定

Pulse Oximetry

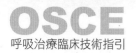

一　測驗項目：脈動式血氧飽和測定
Pulse Oximetry

二　考生指引

執行目的：

以非侵入性的方式測量動脈中氧合血紅素的飽和度（SpO_2）。

測驗重點：

1. 能正確準備脈動式血氧飽和測定之設備。
2. 能以標準步驟完成脈動式血氧飽和測定。
3. 能了解並說明監測的適應症。
4. 能了解並說明監測的禁忌症。
5. 能了解並說明監測的危險性。
6. 能正確執行監測前中後評估。

三 考官指引

● 測驗項目：脈動式血氧飽和測定

● 評分重點提示

1. 本考試目的在於為呼吸治療學系學生臨床能力之最低標準把關，不在於鑑別優劣。
2. 請掌握本題之測驗重點。
3. 請詳讀評分項目（checklist）。
4. 請參閱評分說明評分。

● 測驗時間：15 分鐘。

● 評核重點：

1. 執行脈動式血氧飽和監測及判讀監測值。
2. 評估病人監測前、中、後反應。
3. 了解監測的適應症、禁忌症及危險性。

● 評分說明

A. 執行前準備。

A-1. 能說出監測的目的：以非侵入性之方式評估病人動脈中氧合血紅素的飽和度（SpO_2）。

◆ 完全做到：正確說出監測的目的。

◆ 部分做到：未能正確說出監測的目的。

◆ 沒有做到：未能說明。

A-2. 能說出監測的適應症。

1. 重症或急症患者且須持續監測病人之呼吸功能。
2. 評估治療反應。

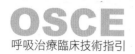
3. 執行治療檢查過程中須持續監測病人之呼吸功能（如支氣管鏡）。

◆ 完全做到：能說出監測的適應症。

◆ 部分做到：缺少任一項以上。

◆ 沒有做到：未能說明。

A-3. 能說出監測的禁忌症。

1. 需要連續測量血中 pH、PCO_2、total hemoglobin。

2. 不正常的血紅素。

3. 不適合脈動式血氧飽和度測定。

◆ 完全做到：能正確說明監測的禁忌症。

◆ 部分做到：缺少任一項以上。

◆ 沒有做到：未能說明。

A-4. 能說出監測的危險性。

1. 低血氧可能會造成假陰性結果，正常血氧或高血氧可能會造成假陽性結果，而導致病人接受不適當的治療。

2. 在探測部位由於探測器（prob）使用不當，易造成組織的傷害（如長期使用造成壓瘡，或使用不當的探測器導致電休克或燒傷）。

◆ 完全做到：能正確說明監測的危險性。

◆ 部分做到：缺少任一項。

◆ 沒有做到：未能說明。

A-5. 備物。

◆ 完全做到：備齊血氧飽和監測器、酒精棉球。

◆ 部分做到：缺少任一項。

◆ 沒有做到：未備物。

B. 核對醫囑。

B-1. 確定醫囑內容：核對醫囑並確認醫囑是否有任何矛盾或差異。若醫囑有誤，於執行前須做確認或請醫師修正。

◆ 完全做到：完成上述操作。

◆ 沒有做到：未完成上述操作。

B-2. 了解醫囑內容及治療計畫。

◆ 完全做到：了解醫囑內容及治療計畫。

◆ 部分做到：未了解醫囑內容或未了解治療計畫。

◆ 沒有做到：皆未了解。

C. 翻閱病歷。

C-1. 入院診斷。

◆ 完全做到：確認入院診斷。

◆ 沒有做到：未確認。

C-2. 病史及身體檢查。

◆ 完全做到：確認病史及身體檢查。

◆ 部分做到：只確認病史或只確認身體檢查。

◆ 沒有做到：皆未確認。

C-3. 入院後病程發展及檢查紀錄。

◆ 完全做到：確認入院後病程發展及檢查紀錄。

◆ 部分做到：只確認入院後病程發展或只確認檢查紀錄。

◆ 沒有做到：皆未確認。

C-4. CXR、ABG、肺功能。

◆ 完全做到：確認 CXR、ABG、肺功能。

◆ 部分做到：缺少任一項以上。

◆ 沒有做到：皆未確認。

D. 預防交互感染。

D-1. 以標準步驟洗手。

◆ 完全做到：以標準步驟洗手。

◆ 部分做到：有洗手但未以標準步驟洗手。

◆ 沒有做到：未執行洗手。

D-2. 遵從感染管制措施，必要時穿戴手套、口罩、隔離衣。

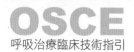

◆完全做到：正確遵從感染管制措施，必要時穿戴手套、口罩、隔離衣。

◆部分做到：遵從感染管制措施，但穿戴手套、口罩、隔離衣動作不正確。

◆沒有做到：未遵從感染管制措施。

E. 組裝及測試用物功能。

E-1. 組裝用物。

◆完全做到：確認用物配備齊全及組裝測試用物功能。

◆部分做到：未確認用物配備齊全或未測試用物功能。

◆沒有做到：未執行。

E-2. 測試監測器電源充足。

◆完全做到：測試監測器電源充足。

◆沒有做到：未執行。

E-3. 確定監測器的功能。

◆完全做到：先測試以確認監測器的功能。

◆沒有做到：未執行。

E-4. 探頭使用前先用酒精擦拭。

◆完全做到：先用酒精擦拭探頭。

◆部分做到：酒精擦拭未完全。

◆沒有做到：未執行。

F. 確認病人／解釋監測。

F-1. 自我介紹。

◆完全做到：清楚地向病人自我介紹（注意語言及音量）。

◆部分做到：向病人自我介紹，但病人未能完全了解。

◆沒有做到：未向病人自我介紹。

F-2. 核對病人。

◆完全做到：依據床頭卡、手圈核對病人的床號、姓名、病歷號。

◆部分做到：只核對床頭卡、手圈其中一項。

◆沒有做到：未核對病人。

F-3. 向病人及家屬解釋監測的目的、過程及須配合事宜。

◆完全做到：向病人及家屬解釋監測的目的、過程及須配合事宜。

◆部分做到：缺少任一項以上。

◆沒有做到：皆未解釋。

G. 監測前評估。

G-1. 評估病人狀況。

◆完全做到：評估呼吸狀況、呼吸音、vital sign。

◆部分做到：缺少任一項以上。

◆沒有做到：皆未評估。

G-2. 評估灌流位置。

1. 選擇灌流較佳的手指和光滑的指甲。

2. 如果雙手的血液循環較差，可使用耳垂。

◆完全做到：正確評估灌流位置，選擇較適合的方式。

◆部分做到：未能選擇出較適合的位置。

◆沒有做到：未評估灌流位置。

H. 執行監測。

H-1. 將脈動式血氧飽和監測器放在病人耳垂或是手指上。

◆完全做到：將脈動式血氧飽和監測器放在病人耳垂或是手指上，觀察脈搏次數和血氧飽和度。

◆沒有做到：未將脈動式血氧飽和監測器放在病人耳垂或是手指上。

H-2. 觀察 SpO_2 的波形是否與病人心跳的震波一致。

◆完全做到：觀察 SpO_2 的波形是否與病人心跳的震波一致。

◆沒有做到：未觀察 SpO_2 的波形是否與病人心跳的震波一致。

I. 監測中評估。

I-1. 監測病人。

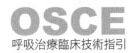
1. 監測脈搏至少 1 分鐘。

2. 比較病人的脈搏和監測器上的準確度。

3. 監測呼吸次數最少 1 分鐘。

4. 如果要持續監測血氧，應有醫囑並設定警告上下限，確保安全。

◆ 完全做到：完成以上監測。

◆ 部分做到：缺少任一項以上。

◆ 沒有做到：未監測病人。

I-2. 隨時觀察病人的變化並告知醫師和護理師。

◆ 完全做到：隨時觀察病人的變化並告知醫生和護理師，並留意發紺現象、皮膚的溫度。

◆ 沒有做到：未隨時觀察病人。

J. 結束監測／整理病人單位。

J-1. 確定病人床邊安全。

◆ 完全做到：確定病人床邊安全，確實拉上床欄。

◆ 部分做到：床欄未確實固定好。

◆ 沒有做到：未確定病人床邊安全。

J-2. 整理病人單位。

◆ 完全做到：移除治療設備，恢復病房原狀（例如：病人之擺位…等）。

◆ 部分做到：缺少其中一項。

◆ 沒有做到：皆未完成。

J-3. 用酒精清潔探頭及機身。

◆ 完全做到：用酒精清潔探頭及機身。

◆ 部分做到：酒精清潔不完整。

◆ 沒有做到：未執行。

K. 洗手後記錄。

K-1. 以標準步驟洗手。

◆ 完全做到：以標準步驟洗手。

◆部分做到：有洗手但未以標準步驟洗手。

◆沒有做到：未執行。

K-2.記錄日期、時間。

◆完全做到：記錄日期、時間。

◆部分做到：缺少任一項。

◆沒有做到：皆未記錄。

K-3.記錄測得的數據。

◆完全做到：記錄測得的數據。

◆部分做到：記錄測得的數據，但有數據遺漏未記錄。

◆沒有做到：未記錄。

K-4.記錄吸入的氧氣濃度及流量。

◆完全做到：記錄吸入的氧氣濃度及流量。

◆部分做到：缺少任一項。

◆沒有做到：未記錄。

K-5.記錄病人的臨床表現。

◆完全做到：記錄病人的臨床表現。

◆沒有做到：未記錄。

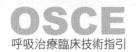

四　評分表

◎ **測驗項目**：脈動式血氧飽和測定

◎ **測驗時間**：15 分鐘

◎ **測驗考生**：學號：　　　　姓名：　　　　日期：

評分項目：（A-K 項）	評量考生			
	0	1	2	
操作技能技術表現	沒有做到	部分做到	完全做到	註解
A. 執行前準備。				
A-1. 能說出監測的目的。				
A-2. 能說出監測的適應症。				
A-3 能說出監測的禁忌症。				
A-4. 能說出監測的危險性。				
A-5. 備物。				
B. 核對醫囑。				
B-1. 確定醫囑內容。				
B-2. 了解醫囑內容及治療計畫。				
C. 翻閱病歷。				
C-1. 入院診斷。				
C-2. 病史及身體檢查。				
C-3. 入院後病程發展及檢查紀錄。				
C-4. CXR、ABG、肺功能。				
D. 預防交互感染。				
D-1. 以標準步驟洗手。				
D-2. 遵從感染管制措施，必要時穿戴手套、口罩、隔離衣。				
E. 組裝及測試用物功能。				
E-1. 組裝用物。				

（續上表）

評分項目：（A-K項）	評量考生			
	0	1	2	
操作技能技術表現	沒有 做到	部分 做到	完全 做到	註解
E-2. 測試監測器電源充足。				
E-3. 確定監測器的功能。				
E-4. 探頭使用前先用酒精擦拭。				
F. 確認病人／解釋監測。				
F-1. 自我介紹。				
F-2. 核對病人。				
F-3. 向病人及家屬解釋監測的目的、過程及須配合事宜。				
G. 監測前病人／評估。				
G-1. 評估病人狀況。				
G-2. 評估灌流位置。				
H. 執行監測				
H-1. 將脈動式血氧飽和監測器放在病人耳垂或是手指上。				
H-2. 觀察 SpO_2 的波形是否與病人心跳的震波一致。				
I. 監測中評估。				
I-1. 監測病人。				
I-2. 隨時觀察病人的變化並告知醫師和護理師。				
J. 結束監測／整理病人單位。				
J-1. 確定病人床邊安全。				
J-2. 整理病人單位。				
J-3. 用酒精清潔探頭及機身。				
K. 洗手後記錄。				
K-1. 以標準步驟洗手。				
K-2. 記錄日期、時間。				
K-3. 記錄測得的數據。				

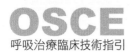

（續上表）

評分項目：（A-K 項）	評量考生			
	0	1	2	
操作技能技術表現	沒有做到	部分做到	完全做到	註解
K-4. 記錄吸入的氧氣濃度及流量。				
K-5. 記錄病人的臨床表現。				

您認為考生整體表現如何：

整體表現	說明	不及格 1分	及格邊緣 2分	及格 3分	良好 4分	優秀 5分
	評分					

評分考官簽名：＿＿＿＿＿＿＿＿＿＿＿

五　道具、耗材（每一位考生一份）

1. 依照感染管制措施，準備適當之手套、口罩、隔離衣、護目鏡等防護裝備。
2. 血氧飽和監測器。
3. 酒精棉球。

動脈式血氧飽和測定 Pulse Oximetry

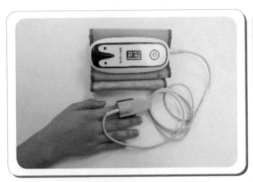

圖 22-1　脈衝式飽和血氧計（pulse oximeter）
含血壓計功能

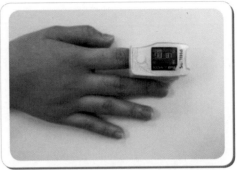

圖 22-1　手指型脈衝式飽和血氧計（pulse
oximeter）

二氧化碳描記術
Capnography

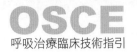
一 測驗項目：二氧化碳描記術
Capnography

二 考生指引

● 執行目的：

以非侵入性之方式評估病人通氣及氣體交換功能（二氧化碳描記術為持續分析並且記錄呼吸氣體的二氧化碳濃度）。

● 測驗重點：

1. 能正確準備二氧化碳描記術測定之設備。
2. 能以標準步驟完成二氧化碳描記術測定。
3. 能了解並說明監測的適應症。
4. 能了解並說明監測的禁忌症。
5. 能了解並說明監測的危險性。
6. 能正確執行監測前中後評估。

三 考官指引

● 測驗項目：二氧化碳描記術

● 評分重點提示

1. 本考試目的在於為呼吸治療學系學生臨床能力之最低標準把關，不在於鑑別優劣。
2. 請掌握本題之測驗重點。
3. 請詳讀評分項目（checklist）。
4. 請參閱評分說明評分。

● 測驗時間：15 分鐘。

● 評核重點：

1. 執行二氧化碳描記術監測及判讀監測值。
2. 正確組裝用物。
3. 評估病人監測的前、中、後反應。
4. 了解監測的適應症、危險性與合併症。

● 評分說明

A. 執行前準備。

A-1. 能說出監測的目的：以非侵入性之方式評估病人通氣及氣體交換功能（二氧化碳描記術為持續分析並且記錄呼吸氣體的二氧化碳濃度）。

　◆完全做到：正確說出監測的目的。

　◆部分做到：未能正確說明監測的目的。

　◆沒有做到：未能說明。

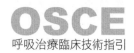
A-2. 能說出監測的適應症。

1. 評估吐氣的二氧化碳。

2. 監測肺部疾病的嚴重度及評估對治療的反應。

3. 確認氣管插管而非插入食道。

4. 監測呼吸器管路的完整性，包括人工氣道。

5. 比較動脈二氧化碳分壓（$PaCO_2$）與 $EtCO_2$ 的差異，以評估機械通氣的效率。

6. 反應二氧化碳的排除。

7. 二氧化碳氣體被用為治療性的給藥時，監測吸入的二氧化碳。

◆ 完全做到：能說出監測的適應症。

◆ 部分做到：缺少任三項以上。

◆ 沒有做到：未能說明。

A-3. 能說出監測的危險性：無特殊危險性。使用測定儀時，其取樣管太大，易導致呼吸機管路的無效腔容積增加，放置取樣管時，應盡量將加在人工氣道上的重量減到最小。

無絕對禁忌症，但 vitla sign 不穩定者及容易反嘔者，須留意風險。

◆ 完全做到：正確說明操作的危險性。

◆ 部分做到：未能正確說明操作的危險性。

◆ 沒有做到：未能說明。

A-4. 備物。

◆ 完全做到：備齊二氧化碳描記監測器模組、$EtCO_2$ 傳導器及電纜、氣道連接器。

◆ 部分做到：缺少任一項以上。

◆ 沒有做到：未備物。

B. 核對醫囑。

B-1. 確定醫囑內容：核對醫囑並確認醫囑是否有任何矛盾或差異。若醫囑有誤，於執行前須做確認或請醫師修正。

◆ 完全做到：完成上述操作。

◆ 沒有做到：未完成上述操作。

B-2. 了解醫囑內容及治療計畫。

◆ 完全做到：了解醫囑內容及治療計畫。

◆ 部分做到：未能了解醫囑內容或未能了解治療計畫。

◆ 沒有做到：皆未了解。

C. 翻閱病歷。

C-1. 入院診斷。

◆ 完全做到：確認入院診斷。

◆ 沒有做到：未確認。

C-2. 病史及身體檢查。

◆ 完全做到：確認病史及身體檢查。

◆ 部分做到：只確認病史或只確認身體檢查。

◆ 沒有做到：皆未確認。

C-3. 入院後病程及治療紀錄。

◆ 完全做到：確認入院後病程發展及治療紀錄。

◆ 部分做到：只確認入院後病程發展或只確認治療紀錄。

◆ 沒有做到：皆未確認。

C-4. CXR、ABG、肺功能。

◆ 完全做到：確認 CXR、ABG、肺功能。

◆ 部分做到：缺少任一項以上。

◆ 沒有做到：皆未確認。

D. 預防交互感染。

D-1. 以標準步驟洗手。

◆ 完全做到：以標準步驟洗手。

◆ 部分做到：有洗手但未以標準步驟洗手。

◆ 沒有做到：未執行洗手。

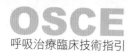

D-2. 遵從感染管制措施，必要時穿戴手套、口罩、隔離衣。

- ◆完全做到：遵從感染管制措施，必要時穿戴手套、口罩、隔離衣。
- ◆部分做到：遵從感染管制措施，但穿戴手套、口罩、隔離衣動作不正確。
- ◆沒有做到：未遵從感染管制措施。

E. 組裝及測試用物功能。

E-1. 組裝及測試用物功能。

- ◆完全做到：確認用物配備齊全且正確組裝測試用物功能。
- ◆部分做到：用物配備未齊全或未正確組裝測試用物功能。
- ◆沒有做到：未執行。

F. 確認病人／解釋監測。

F-1. 自我介紹。

- ◆完全做到：清楚地向病人自我介紹（注意語言及音量）。
- ◆部分做到：向病人自我介紹，但病人未能完全了解。
- ◆沒有做到：未向病人自我介紹。

F-2. 核對病人。

- ◆完全做到：依據床頭卡、手圈核對病人的床號、姓名、病歷號。
- ◆部分做到：只核對床頭卡、手圈其中一項。
- ◆沒有做到：未核對病人。

F-3. 向病人及家屬解釋監測目的、過程及須配合事宜。

- ◆完全做到：向病人及家屬解釋監測的目的、過程及須配合事宜。
- ◆部分做到：缺少任一項以上。
- ◆沒有做到：皆未解釋。

G. 監測前評估。

G-1. 觀察病人意識、呼吸狀況、呼吸音、**vital sign**。

- ◆完全做到：觀察病人意識、呼吸狀況、呼吸音、vital sign。
- ◆部分做到：缺少任一項以上。

◆沒有做到：皆未觀察。

H. 執行監測。

H-1. 連接方式。

1. 氣道連接器與氣管內管（Endo）和呼吸器病人端的 Y 型接頭或人工鼻相接。

2. 電纜接上 $EtCO_2$ 模組。

3. $EtCO_2$ 校正完畢，傳感器與氣道連接器相接。

◆完全做到：正確執行連接方式。

◆部分做到：缺少任一項連接步驟。

◆沒有做到：未完成操作。

H-2. 操作。

1. 按 $EtCO_2$ 鍵→進入功能選擇畫面。

2. 改變刻度（change scale）：從 40～60 選擇適當之刻度，按【確定鍵】以得到適中波形。

3. CO_2 校正（calibr CO_2）如下：

   (1) 按【校正鍵】→輸入校正值，輸入電纜上所顯示校正值→按【確認鍵】。

   (2) 按【開始校正鍵】校正 CO_2 1（傳導器夾住電纜線上校正孔第一孔）→ CO_2 1 校正完畢。

   (3) 按【開始校正鍵】校正 CO_2 2（傳導器夾住電纜線上校正孔第二孔）→ CO_2 2 校正完畢。

   (4) 導線與感應器相接。

4. $EtCO_2$ 警告功能：設定 $EtCO_2$ 警告上下限及 $EtCO_2$ 開／關。

5. 執行吸入治療時會影響 $EtCO_2$ 數值，必須吸入治療完畢後重新校正 CO_2 1 及 CO_2 2。

6. 氣道連接器內有異物（如痰液）會影響 $EtCO_2$ 數值，須重新清潔氣道連接器再使用。

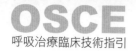
◆完全做到：依序正確實施操作步驟（可依各廠牌建議之方式進行開機及校正等步驟）。

◆部分做到：缺少任一步驟以上。

◆沒有做到：未完成操作。

I. 病人監測及評估。

I-1. 監測病人。

1. 監測脈搏最少 1 分鐘。

2. 比較病人的脈搏和監測器上的準確度。

3. 監測呼吸次數最少 1 分鐘。

◆完全做到：正確執行上述之監測。

◆部分做到：缺少任一項以上。

◆沒有做到：未監測病人。

I-2. 隨時觀察病人的變化並告知醫師和護理師。

◆完全做到：隨時觀察病人的變化並告知醫師和護理師。

◆沒有做到：未隨時觀察病人。

J. 結束監測／整理病人單位。

J-1. 確定病人床邊安全。

◆完全做到：確定病人床邊安全，確實拉上床欄。

◆部分做到：床欄未確實固定好。

◆沒有做到：未確定病人床邊安全。

J-2. 整理病人單位。

◆完全做到：移除監測設備，恢復病房原狀（例如：病人之擺位…等）。

◆部分做到：缺少其中一項。

◆沒有做到：皆未完成。

K. 洗手後記錄。

K-1. 以標準步驟洗手。

◆完全做到：以標準步驟洗手。

◆部分做到：有洗手但未以標準步驟洗手。

◆沒有做到：未執行洗手。

K-2. 記錄日期、時間。

◆完全做到：記錄日期、時間。

◆部分做到：缺少任一項。

◆沒有做到：皆未記錄。

K-3. 記錄測得二氧化碳的數據。

◆完全做到：記錄測得二氧化碳的數據。

◆部分做到：記錄二氧化碳的數據，但有遺漏的數值未記錄。

◆沒有做到：未記錄。

K-4. 記錄呼吸器的設定。

◆完全做到：記錄呼吸器的設定。

◆部分做到：記錄呼吸器的設定，但有遺漏的數值未記錄。

◆沒有做到：未記錄。

K-5. 記錄病人的臨床表現。

◆完全做到：記錄病人的臨床表現。

◆部分做到：記錄病人的臨床表現，但有遺漏的狀況未記錄。

◆沒有做到：未記錄。

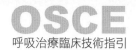

四 評分表

◎ 測驗項目：二氧化碳描記術

◎ 測驗時間：15 分鐘

◎ 測驗考生：學號：　　　　　姓名：　　　　　日期：

評分項目：（A-K 項）	評量考生			
	0	1	2	
操作技能技術表現	沒有做到	部分做到	完全做到	註解
A. 執行前準備。				
A-1. 能說出監測的目的。				
A-2. 能說出監測的適應症。				
A-3. 能說出監測的危險性。				
A-4. 備物。				
B. 核對醫囑。				
B-1. 確定醫囑內容。				
B-2. 了解醫囑內容及治療計畫。				
C. 翻閱病歷。				
C-1. 入院診斷。				
C-2. 病史及身體檢查。				
C-3. 入院後病程發展及治療紀錄。				
C-4. CXR、ABG、肺功能。				
D. 預防交互感染。				
D-1. 以標準步驟洗手。				
D-2. 遵從感染管制措施，必要時穿戴手套、口罩、隔離衣。				
E. 組裝及測試用物功能。				
E-1. 組裝及測試用物功能。				
F. 確認病人／解釋監測。				

（續上表）

評分項目：（A-K 項）	評量考生			
	0	1	2	
操作技能技術表現	沒有做到	部分做到	完全做到	註解
F-1. 自我介紹。				
F-2. 核對病人。				
F-3. 向病人及家屬解釋監測的目的、過程及須配合事宜。				
G. 監測前評估。				
G-1. 觀察病人意識、呼吸狀況、呼吸音、vital sign。				
H. 執行監測。				
H-1. 連接方式。				
H-2. 操作。				
I. 病人監測及評估。				
I-1. 監測病人。				
I-2. 隨時觀察病人的變化並告知醫師和護理師。				
J. 結束監測／整理病人單位。				
J-1. 確定病人床邊安全。				
J-2. 整理病人單位。				
K. 洗手後記錄。				
K-1. 以標準步驟洗手。				
K-2. 記錄日期、時間。				
K-3. 記錄測得二氧化碳的數據。				
K-4. 記錄呼吸器的設定。				
K-5. 記錄病人的臨床表現。				

您認為考生整體表現如何：

整體表現	說明	不及格 1分	及格邊緣 2分	及格 3分	良好 4分	優秀 5分
	評分					

評分考官簽名：＿＿＿＿＿＿＿＿＿＿

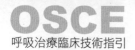

五 道具、耗材（每一位考生一份）

1. 依照感染管制措施，準備適當之手套、口罩、隔離衣、護目鏡等防護裝備。

2. 二氧化碳描記監測器模組。

3. $EtCO_2$ 傳感器及電纜。

4. 氣道連接器。

二氧化碳描記術 Capnography

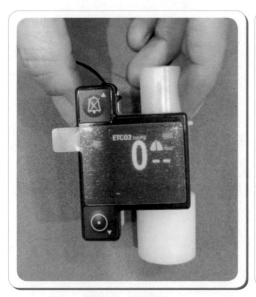

圖 23-1 可攜式

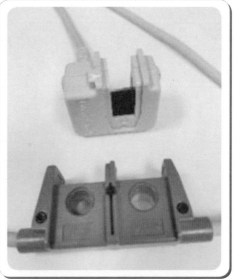

圖 23-2 EtCO₂ 校正器及傳感器

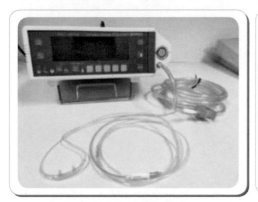

圖 23-3 桌上型：經鼻管側流式

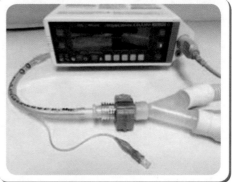

圖 23-4 桌上型：接人工氣道之主流式

鼻胃管之照護

Care for Nasogastric Tube

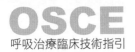

二　考生指引

● 執行目的：

1. 減低腸胃道之壓力。
2. 協助軟弱或無法吞嚥之嬰兒及成人進食，或觀察其消化情形。
3. 進行腸胃道灌洗。
4. 手術後須長期放置鼻胃管者。
5. 協助檢驗或診斷疾病。
6. 呼吸治療師角色：協助醫師插鼻胃管及評估觀察病人反應。
7. 預防及消除非侵入性呼吸器造成之胃脹氣。

● 測驗重點：

1. 能正確準備鼻胃管照護之設備。
2. 能以標準步驟完成鼻胃管之照護。
3. 能了解並說明治療的適應症。
4. 能正確執行治療前中後評估。
5. 能正確指導病患執行操作。

三　考官指引

● 測驗項目：鼻胃管之照護

● 評分重點提示

1. 考試目的在於為呼吸治療學系學生臨床能力之最低標準把關，不在於鑑別優劣。
2. 請掌握本題之測驗重點。
3. 請詳讀評分項目（checklist）。
4. 請參閱評分說明評分。

● 測驗時間：15 分鐘。

● 評核重點：

1. 執行鼻胃管之照護及指導病患配合操作。
2. 評估病人治療前、中、後反應。
3. 了解治療的適應症。

● 評分說明

A. 執行前準備。

A-1. 能說出治療的目的。

　　1. 減低腸胃道之壓力。

　　2. 協助軟弱或無法吞嚥之嬰兒、成人進食，或觀察其消化情形。

　　3. 進行腸胃道灌洗。

　　4. 手術（如腸胃道）後須長期放置鼻胃管者。

　　5. 協助檢驗或診斷疾病。

　　6. 呼吸治療師角色：協助醫師插鼻胃管及評估觀察病人反應。

　　◆ 完全做到：正確說出治療的目的。

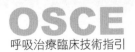
◆部分做到：缺少任一項以上。

◆沒有做到：未能說明。

A-2. 能說出治療的適應症。

◆完全做到：協助昏迷或無法由口進食者，經由鼻胃管供給病人營養或藥物。

◆部分做到：未能正確說明治療的適應症。

◆沒有做到：未能說明。

A-3. 備物。

◆完全做到：依使用目的與病人體型及年齡選擇大小適中的鼻胃管（成人：12～18Fr；幼兒：8～12Fr）、手套、潤滑劑、固定膠帶、灌食空針、生理食鹽水或溫開水、聽診器。

◆部分做到：鼻胃管選擇之大小不適當或缺少任一項以上。

◆沒有做到：未備物。

B. 預防交互感染。

B-1. 以標準步驟洗手。

◆完全做到：以標準步驟洗手。

◆部分做到：有洗手但未以標準步驟洗手。

◆沒有做到：未執行洗手。

B-2. 遵從感染管制措施，必要時穿戴手套、口罩、隔離衣。

◆完全做到：正確遵從感染管制措施，必要時穿戴手套、口罩、隔離衣。

◆部分做到：遵從感染管制措施，但穿戴手套、口罩、隔離衣動作不正確。

◆沒有做到：未遵從感染管制措施。

C. 準備用物。

C-1. 確認用物配備齊全。

◆完全做到：確認用物配備齊全。

◆部分做到：用物配備未齊全。

◆沒有做到：未確認。

D. 確認病人／解釋治療。

D-1. 自我介紹。

◆完全做到：清楚地向病人自我介紹（注意語言及音量）。

◆部分做到：向病人自我介紹，但病人未能完全了解。

◆沒有做到：未向病人自我介紹。

D-2. 核對病人。

◆完全做到：依據床頭卡、手圈核對病人的床號、姓名、病歷號。

◆部分做到：只核對床頭卡、手圈其中一項。

◆沒有做到：未核對病人。

D-3. 向病人及家屬解釋治療的目的過程及須配合事宜。

◆完全做到：向病人及家屬解釋治療的目的過程及須配合事宜。

◆部分做到：缺少任一項以上。

◆沒有做到：皆未解釋。

E. 協助病人採用合適體位。

E-1. 採半坐臥或右側臥。

◆完全做到：協助病人採用合適體位，有活動假牙者插管前應先移除。

◆沒有做到：調整病人之姿勢時未觀察病人而使病人不舒服。

◆沒有做到：未調整。

F. 協助執行鼻胃管置放。

F-1. 測量鼻胃管插入長度。

◆完全做到：測量鼻尖至耳垂距離，加上耳垂至劍突距離（55～65 cm），做記號。

◆部分做到：長度測量不適當。

◆沒有做到：未測量長度。

F-2. 以潤滑劑潤滑鼻胃管。

◆完全做到：以潤滑劑均勻潤滑鼻胃管。

◆部分做到：潤滑劑未均勻潤滑鼻胃管。

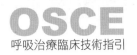

◆沒有做到：未執行。

F-3. 將鼻胃管插入鼻孔，沿鼻腔底部輕向前推。

◆完全做到：將鼻胃管插入鼻孔，沿鼻腔底部輕向前推，病人發生咳嗽或打噴嚏時暫停往前推進，若發生咳嗽加劇或呼吸困難，可能誤插入呼吸道，應立即將鼻胃管拔出，待咳嗽緩解，重新插入。

◆部分做到：未能依據病人狀況適時停止或重新插入。

◆沒有做到：未能將鼻胃管插入鼻孔。

F-4. 固定鼻胃管。

◆完全做到：固定鼻胃管。

◆部分做到：鼻胃管固定不良。

◆沒有做到：未固定鼻胃管。

G. 測試鼻胃管是否在正確位置。

G-1. 以手電筒檢視病人口咽部。

◆完全做到：以手電筒檢視病人口咽部。

◆沒有做到：未以手電筒檢視病人口咽部。

G-2. 以灌食空針反抽胃內容物。

◆完全做到：以灌食空針反抽胃內容物。

◆沒有做到：未以灌食空針反抽胃內容物。

G-3. 以聽診器聽診。

◆完全做到：以聽診器放在胃部，以灌食空針注入 20 ~ 30 ml 空氣，進行聽診，若聽到咕嚕聲表示插在胃內，並將空氣抽出。

◆部分做到：以上操作有缺少任一項以上。

◆沒有做到：未執行。

G-4. 以溫水確認鼻胃管暢通。

◆完全做到：以重力方式灌 20 ~ 50 ml 溫水，確定鼻胃管暢通無誤。

◆沒有做到：未以重力方式灌 20 ~ 50 ml 溫水，確定鼻胃管暢通無誤。

H. 洗手後記錄。

H-1. 以標準步驟洗手。

◆ 完全做到：以標準步驟洗手。

◆ 部分做到：有洗手但未以標準步驟洗手。

◆ 沒有做到：未執行洗手。

H-2. 記錄日期、時間、鼻胃管號碼、插入深度、胃內容物顏色、性狀、量。

◆ 完全做到：正確完成記錄。

◆ 部分做到：缺少任一項以上。

◆ 沒有做到：皆未記錄。

H-3. 記錄治療過程病人反應。

◆ 完全做到：記錄治療過程病人反應。

◆ 部分做到：記錄治療過程病人反應，但有狀況遺漏未記錄。

◆ 沒有做到：未記錄。

I. 執行鼻胃管灌食。

I-1. 以標準步驟洗手。

◆ 完全做到：以標準步驟洗手。

◆ 部分做到：有洗手但未以標準步驟洗手。

◆ 沒有做到：未執行洗手。

I-2. 清除口鼻及氣管內分泌物。

1. 灌食前 30 分鐘須清除口鼻及氣管內分泌物（拍痰及抽痰）。

2. 如使用氣管內管或氣切之病人者，灌食前應將氣囊打氣，以防止造成吸入性肺炎。

◆ 完全做到：正確執行上述之操作。

◆ 部分做到：未能按照標準步驟正確執行操作。

◆ 沒有做到：未執行。

I-3. 擺位。

◆ 完全做到：坐姿 30～60 度。

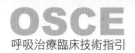

◆部分做到：調整病人之姿勢時未觀察病人而使病人不舒服。

◆沒有做到：未調整病人之姿勢。

I-4. 評估病人消化能力。

1. 灌食前，空針反抽檢視管子位置正確。

2. 觀察病人消化能力，反抽內容物 > 100 ml 則延緩灌食 30 ~ 60 分鐘，再檢查其吸收狀況。

◆完全做到：正確執行上述之操作。

◆沒有做到：灌食前未空針反抽檢視管子位置。

I-5. 灌食前潤濕管壁。

◆完全做到：灌食空針抽 20 ~ 30 ml 溫水緩推入以潤濕管壁，避免空氣灌入胃部，以減少腹脹情形。

◆部分做到：未能按照標準步驟正確執行操作。

◆沒有做到：未執行。

I-6. 灌食後反摺鼻胃管開口處。

◆完全做到：反摺鼻胃管開口處避免空氣進入或胃內容物倒流。

◆部分做到：反摺鼻胃管開口但依舊導致開口處空氣進入。

◆沒有做到：未反摺鼻胃管開口處。

I-7. 灌食。

1. 倒入灌食物於灌食空針內，使其自然緩慢流入胃部，灌食速度不宜太快。

2. 食物液面到胃部有 30 ~ 40 cm 高。

3. 灌食物保持溫熱，灌食速度不宜太快以避免嘔吐與腹瀉。

◆完全做到：正確執行上述之操作。

◆部分做到：高度不足或灌食速度太快。

◆沒有做到：未將倒入灌食物於灌食空針內。

I-8. 灌入溫開水。

1. 食物灌食完畢再抽 30 ml 溫開水灌入。

2. 灌食後保持坐姿 30 分鐘。

3. 灌食後 30 分鐘內不可抽痰。

◆完全做到：正確執行上述之操作。

◆部分做到：未能按照標準步驟正確執行操作。

◆沒有做到：未執行。

I-9. 鼻胃管近口端反摺。

◆完全做到：將鼻胃管近口端反摺塞入管子開口。

◆部分做到：將鼻胃管近口端反摺塞入管子開口，但未反摺好。

◆沒有做到：未將鼻胃管近口端反摺塞入管子開口。

I-10. 洗淨灌食空針。

1. 灌食完畢，洗淨灌食空針。

2. 一般性鼻胃管約 1～2 週更換一次，矽膠材質一個月換一次。

3. 每日給予口腔及鼻腔護理，並更換固定胃管之鼻膠。

◆完全做到：正確執行上述之操作。

◆部分做到：灌食空針未清洗乾淨。

◆沒有做到：未清洗灌食空針。

J. 結束治療／整理病人單位。

J-1. 確定病人床邊安全。

◆完全做到：確定病人床邊安全，確實拉上床欄。

◆部分做到：床欄未確實固定好。

◆沒有做到：未確定病人床邊安全。

J-2. 整理病人單位。

◆完全做到：移除治療設備，恢復病房原狀（例如：病人之擺位…等）。

◆部分做到：缺少其中一項。

◆沒有做到：皆未完成。

K. 洗手後記錄。

K-1. 以標準步驟洗手。

◆完全做到：以標準步驟洗手。

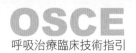

◆ 部分做到：有洗手但未以標準步驟洗手。

◆ 沒有做到：未執行洗手。

K-2. 記錄反抽消化液的量及性質。

1. 記錄反抽消化液的量及性質。

2. 若出現鼻胃管滑脫或反抽胃內容物，導致咖啡色、紅色或解黑便，懷疑腸胃道出血，須告知醫師。

◆ 完全做到：正確執行上述之操作。

◆ 部分做到：缺少任一項。

◆ 沒有做到：皆未執行。

K-3. 記錄灌食的量。

◆ 完全做到：記錄灌食的量（水＋營養品）。

◆ 部分做到：缺少任一項。

◆ 沒有做到：未記錄。

K-4. 記錄灌食過程病人有無特殊反應。

◆ 完全做到：記錄灌食過程病人有無特殊反應。

◆ 部分做到：記錄灌食過程病人反應，但有狀況遺漏未記錄。

◆ 沒有做到：未記錄灌食過程病人有無特殊反應。

四 評分表

◎ 測驗項目：鼻胃管之照護

◎ 測驗時間：15 分鐘

◎ 測驗考生： 學號： 姓名： 日期：

評分項目：（A-K 項）	評量考生			
	0	1	2	
操作技能技術表現	沒有 做到	部分 做到	完全 做到	註解
A. 執行前準備。				
A-1. 能說出治療的目的。				
A-2. 能說出治療的適應症。				
A-3. 備物。				
B. 預防交互感染。				
B-1. 以標準步驟洗手。				
B-2. 遵從感染管制措施，必要時穿戴手 套、口罩、隔離衣。				
C. 準備用物。				
C-1. 確認用物配備齊全。				
D. 確認病人／解釋治療。				
D-1. 自我介紹。				
D-2. 核對病人。				
D-3. 向病人及家屬解釋治療的目的過程 及須配合事宜。				
E. 協助病人採取合適體位。				
E-1. 採半坐臥或右側臥。				
F. 協助執行鼻胃管置放。				
F-1. 測量鼻胃管插入長度。				
F-2. 以潤滑劑潤滑鼻胃管。				
F-3. 將鼻胃管插入鼻孔，沿鼻腔底部輕 向前推。				

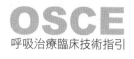

呼吸治療臨床技術指引

（續上表）

評分項目：（A-K 項）	評量考生		
	0	1	2
操作技能技術表現	沒有做到	部分做到	完全做到	註解
F-4. 固定鼻胃管。				
G. 測試鼻胃管是否在正確位置。				
G-1. 以手電筒檢視病人口咽部。				
G-2. 以灌食空針反抽胃內容物。				
G-3. 以聽診器聽診。				
G-4. 以溫水確認鼻胃管暢通。				
H. 洗手後記錄。				
H-1. 以標準步驟洗手。				
H-2. 記錄日期、時間、鼻胃管號碼、插入深度、胃內容物顏色、性狀、量。				
H-3. 記錄治療過程病人反應。				
I. 執行鼻胃管灌食。				
I-1. 以標準步驟洗手。				
I-2. 清除口鼻及氣管內分泌物。				
I-3. 擺位。				
I-4. 評估病人消化能力。				
I-5. 灌食前潤濕管壁。				
I-6. 灌食後反摺鼻胃管開口處。				
I-7. 灌食。				
I-8. 灌入溫開水。				
I-9. 鼻胃管近口端反摺。				
I-10.洗淨灌食空針。				
J. 結束治療／整理病人單位。				
J-1. 確定病人床邊安全。				
J-2. 整理病人單位。				
K. 洗手後記錄。				
K-1. 以標準步驟洗手。				

（續上表）

評分項目：（A-K項）	評量考生			
	0	1	2	
操作技能技術表現	沒有做到	部分做到	完全做到	註解
K-2. 記錄反抽消化液的量及性質。				
K-3. 記錄灌食的量。				
K-4. 記錄灌食過程病人有無特殊反應。				

您認為考生整體表現如何：

整體表現	說明	不及格 1分	及格邊緣 2分	及格 3分	良好 4分	優秀 5分
	評分					

評分考官簽名：＿＿＿＿＿＿＿＿＿＿

五　道具、耗材（每一位考生一份）

1. 依照感染管制措施，準備適當之手套、口罩、隔離衣、護目鏡等防護裝備。

2. 依使用目的、病人體型及年齡選擇大小適中之鼻胃管。

　　＊成人：12～18 Fr。

　　＊幼兒：8～12 Fr。

3. 手套。

4. 潤滑劑。

5. 固定膠帶（宜拉膠或透氣膠帶）。

6. 灌食空針一付。

7. 生理食鹽水或溫開水。

8. 聽診器。

9. 脈衝式飽和血氧計（pulse oximeter）。

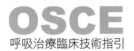

鼻胃管之照護 Care for Naogastric Tube

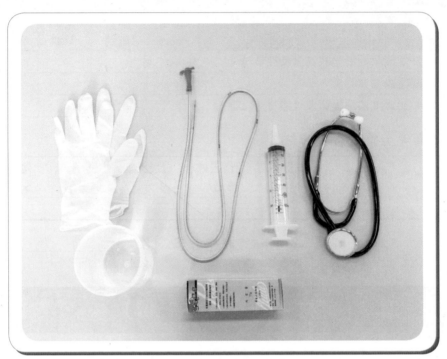

圖 24-1　鼻胃管之照護之備物

水下密閉式胸腔引流瓶之照護

Care for Under Water-Seal Drainage Bottle

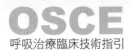

一　測驗項目：水下密閉式胸腔引流瓶之照護
Care for Under Water-Seal Drainage Bottle

二　考生指引

執行目的：

1. 引流肋膜腔之空氣、血液和分泌物，預防肺塌陷。
2. 維持或重建肋膜腔之壓力，預防手術後的合併症。

測驗重點：

1. 能正確準備水下密閉式胸腔引流瓶照護之設備。
2. 能以標準步驟完成水下密閉式胸腔引流瓶之照護。
3. 能了解並說明治療的適應症。
4. 能了解並說明治療的禁忌症。
5. 能正確執行治療前中後評估。

三 考官指引

● 測驗項目：水下密閉式胸腔引流瓶之照護

● 評分重點提示

1. 本考試目的在於為呼吸治療學系學生臨床能力之最低標準把關，不在於鑑別優劣。
2. 請掌握本題之測驗重點。
3. 請詳讀評分項目（checklist）。
4. 請參閱評分說明評分。

● 測驗時間：15 分鐘。

● 評核重點：

1. 執行水下密閉式胸腔引流瓶之照護及指導病患配合操作。
2. 正確組裝用物。
3. 評估病人治療前、中、後反應。
4. 了解治療的適應症及禁忌症。

● 評分說明

A. 執行前準備。

A-1. 能說出治療的目的。

　　1. 引流肋膜腔之空氣、血液和分泌物，預防肺塌陷。

　　2. 維持或重建肋膜腔之壓力，預防手術後的合併症。

　　◆ 完全做到：能說出治療的目的。

　　◆ 部分做到：缺少任一項。

　　◆ 沒有做到：未能說明。

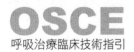

A-2. 能說出治療的適應症。

　　1. 氣胸，包括自發性、開放性、壓迫性、外傷性、醫源性。

　　2. 血胸。

　　3. 肋膜腔積膿。

　　4. 肋膜腔積水。

　　5. 乳糜胸。

　　6. 手術後引流。

　　◆ 完全做到：能說出治療的適應症。

　　◆ 部分做到：缺少任兩項以上。

　　◆ 沒有做到：未能說明。

A-3. 能說出治療的禁忌症。

　　1. 凝血機能不全。

　　2. 多處肋膜腔沾黏。

　　◆ 完全做到：能說出治療的禁忌症。

　　◆ 部分做到：缺少任一項。

　　◆ 沒有做到：未能說明。

A-4. 備物。

　　◆ 完全做到：備齊無菌溶液（蒸餾水或 0.9％ 生理食鹽水）、膠布、
　　　止血鉗、無菌換藥包（內含鑷子、酒精性優碘棉球、酒精棉球、
　　　Y 紗及方紗）、一套無菌的胸腔引流裝置（無菌引流瓶、無菌引
　　　流管）、抽吸機（依醫囑）。

　　◆ 部分做到：缺少任兩項以上。

　　◆ 沒有做到：未備物。

B. 組裝用物。

B-1. 以標準步驟洗手。

　　◆ 完全做到：以標準步驟洗手。

　　◆ 部分做到：有洗手但未以標準步驟洗手。

　　◆ 沒有做到：未執行洗手。

B-2. 將引流瓶取出，倒入適量無菌溶液至基準線，使長玻管沒入水中
（水下 **2 cm**）。

◆完全做到：以無菌原則執行，將引流瓶取出，倒入適量無菌溶液
至基準線，使長玻管沒入水中（水下 2 cm）。

◆部分做到：無菌溶液未倒至基準線，使長玻管沒入水中。

◆沒有做到：未倒入適量無菌溶液。

B-3. 取一條膠布橫貼於引流瓶基準線處並註明日期。

◆完全做到：取一條膠布橫貼於引流瓶基準線處並註明日期。

◆部分做到：取一條膠布橫貼於引流瓶基準線處但未註明日期。

◆沒有做到：未執行。

B-4. 取一條膠布豎貼於引流瓶刻度旁。

◆完全做到：取一條膠布豎貼於引流瓶刻度旁，利於每日統計引流
量。

◆部分做當：膠布未黏牢。

◆沒有做到：未執行。

C. 確認病人／解釋治療。

C-1. 自我介紹。

◆完全做到：清楚地向病人自我介紹（注意語言及音量）。

◆部分做到：向病人自我介紹，但病人未能完全了解。

◆沒有做到：未向病人自我介紹。

C-2. 核對病人。

◆完全做到：依據床頭卡、手圈核對病人的床號、姓名、病歷號。

◆部分做到：只核對床頭卡、手圈其中一項。

◆沒有做到：未核對病人。

C-3. 向病人及家屬解釋治療的目的、過程及須配合事宜。

◆完全做到：向病人及家屬解釋治療的目的、過程及須配合事宜。

◆部分做到：缺少任一項以上。

◆沒有做到：皆未解釋。

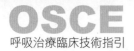

D. 操作。

D-1. 新的引流管一端接於新的引流瓶長玻管處。

- ◆ 完全做到：新的引流管一端接於新的引流瓶長玻管處，且注意另一端保持無菌狀態。

- ◆ 部分做到：新的引流管一端接於新的引流瓶長玻管處，但另一端導致污染。

- ◆ 沒有做到：未執行。

D-2. 新的引流瓶置於床下。

- ◆ 完全做到：新的引流瓶置於床下，位置應低於胸腔約 45 cm 處，避免瓶內液體逆流至肋膜腔內。

- ◆ 部分做到：新的引流瓶置於床下，位置應未低於胸腔約 45 cm 處。

- ◆ 沒有做到：未將新的引流瓶置於床下。

D-3. 關閉抽吸機（如有使用）。

- ◆ 完全做到：關閉抽吸機。

- ◆ 沒有做到：未關閉抽吸機。

D-4. 止血鉗夾住胸管。

- ◆ 完全做到：以止血鉗夾住胸管。

- ◆ 沒有做到：未以止血鉗夾住胸管。

D-5. 取下原有之引流管。

- ◆ 完全做到：取下原有之引流管。

- ◆ 沒有做到：未取下原有之引流管。

D-6. 以酒精性優碘及酒精棉球消毒胸管接頭處。

- ◆ 完全做到：以酒精性優碘及酒精棉球消毒胸管接頭處。

- ◆ 沒有做到：未以酒精性優碘及酒精棉球消毒胸管接頭處。

D-7. 接上新的引流管。

- ◆ 完全做到：接上新的引流管。

- ◆ 部分做到：接上新的引流管，但引流管沒接好。

◆ 沒有做到：未接上新的引流管。

D-8. 以膠布做十字形黏貼引流管，固定於病人身上以防止脫落。

◆ 完全做到：以膠布做十字形黏貼引流管，固定於病人身上以防止脫落。

◆ 部分做到：以膠布做十字形黏貼引流管，但未固定好。

◆ 沒有做到：未以膠布做十字形黏貼引流管，固定於病人身上。

D-9. 將胸管止血鉗鬆開。

◆ 完全做到：將胸管止血鉗鬆開。

◆ 沒有做到：未將胸管止血鉗鬆開。

D-10. 開啟抽吸機，依醫囑設定抽吸壓力（如有使用）。

◆ 完全做到：開啟抽吸機，依醫囑設定抽吸壓力（壓力：-50~ -100 cmH$_2$O）。

◆ 部分做到：開啟抽吸機，但抽吸壓力設定未適當。

◆ 沒有做到：未開啟抽吸機。

E. 觀察。

E-1. 觀察水柱內水面波動情形。

◆ 完全做到：請病人深呼吸或咳嗽，觀察水柱內水面波動情形。

1. 吸氣：水面上升；吐氣或咳嗽：水面下降或有氣泡。

2. 鼓勵病人經常做深呼吸及咳嗽、翻身、運動，以利引流及肺擴張。

3. 吸吐氣皆有氣泡：檢查引流管是否破損或脫位，再報告醫師。

◆ 沒有做到：未進行觀察。

E-2. 保持引流管暢通。

◆ 完全做到：保持引流管暢通（每小時予以擠壓防止引流管阻塞）。

◆ 沒有做到：未注意引流管是否暢通。

E-3. 避免快速地排除聚積液（一次少於 800 ml）以免造成擴張性肺水腫。

◆ 完全做到：避免快速地排除聚積液，並注意以下事項：

1. 引流瓶每 3 日更換一次。

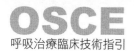
2. 引流液 > 1000 ml 須立即更換引流瓶。

3. 引流物為氣體則不須更換。

4. 每小時觀察引流量，若 > 100 ml/ 小時，監測生命徵象並報告醫師。

◆ 沒有做到：未執行。

F. 固定。

F-1. 將引流管環形繞於床上固定。

◆ 完全做到：將引流管環形繞於床上固定，以利病人翻身活動。

◆ 部分做到：將引流管環形繞於床上固定，但未固定好。

◆ 沒有做到：未將引流管環形繞於床上固定。

G. 整理病人單位。

G-1. 整理病人單位及用物。

◆ 完全做到：恢復病房原狀，整理病人單位及用物。

◆ 部分做到：有用物遺漏未整理。

◆ 沒有做到：未整理病人單位及用物。

H. 洗手後記錄。

H-1. 以標準步驟洗手。

◆ 完全做到：以標準步驟洗手。

◆ 部分做到：有洗手但未以標準步驟洗手。

◆ 沒有做到：未執行洗手。

H-2. 記錄引流量、顏色、性質及引流系統是否通暢、是否有氣泡、皮下氣腫情形。

◆ 完全做到：完成上述操作。

◆ 部分做到：缺少任兩項以上。

◆ 沒有做到：未記錄。

I. 搬運病人。

I-1. 鬆開床上固定夾。

◆ 完全做到：鬆開床上固定夾。

◆沒有做到：未鬆開床上固定夾。

I-2. 以止血鉗夾住引流管。

◆完全做到：以止血鉗夾住引流管。

◆沒有做到：未以止血鉗夾住引流管。

I-3. 放置引流瓶。

◆完全做到：放置引流瓶。

◆沒有做到：未放置引流瓶。

I-4. 移動病人。

◆完全做到：移動病人。

◆沒有做到：未移動病人。

I-5. 鬆開止血鉗。

◆完全做到：鬆開止血鉗。

◆沒有做到：未鬆開止血鉗。

I-6. 觀察病人反應及引流管是否通暢。

◆完全做到：觀察病人反應及引流管是否通暢。

◆部分做到：未觀察病人反應或未引流管是否通暢。

◆沒有做到：未觀察。

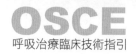

四 評分表

◎ 測驗項目：水下密閉式胸腔引流瓶之照護

◎ 測驗時間：15 分鐘

◎ 測驗考生：學號：　　　　　　姓名：　　　　　　日期：

評分項目：（A-I 項）	評量考生			
	0	1	2	
操作技能技術表現	沒有做到	部分做到	完全做到	註解
A. 執行前準備。				
A-1. 能說出治療的目的。				
A-2. 能說出治療的適應症。				
A-3. 能說出治療的禁忌症。				
A-4. 備物。				
B. 組裝用物。				
B-1. 以標準步驟洗手。				
B-2. 將引流瓶取出，倒入適量無菌溶液至基準線，使長玻管沒入水中（水下 2 cm）。				
B-3. 取一條膠布橫貼於引流瓶基準線處並註明日期。				
B-4. 取一條膠布豎貼於引流瓶刻度旁。				
C. 確認病人／解釋治療。				
C-1. 自我介紹。				
C-2. 核對病人。				
C-3. 向病人家屬解釋治療的目的、過程及須配合的事宜。				
D. 操作。				
D-1. 新的引流管一端接於新的引流瓶長玻管處。				
D-2. 新的引流瓶置於床下。				

評分項目：（A-I 項）	評量考生			
	0	1	2	
操作技能技術表現	沒有做到	部分做到	完全做到	註解
D-3. 關閉抽吸機（如有使用）。				
D-4. 止血鉗夾住胸管。				
D-5. 取下原有之引流管。				
D-6. 以酒精性優碘及酒精棉球消毒胸管接頭處。				
D-7. 接上新的引流管。				
D-8. 以膠布做十字形黏貼引流管，固定於病人身上以防止脫落。				
D-9. 將胸管止血鉗鬆開。				
D-10. 開啟抽吸機，依醫囑設定抽吸壓力（如有使用）。				
E. 觀察。				
E-1. 觀察水柱內水面波動情形。				
E-2. 保持引流管暢通。				
E-3. 避免快速地排除聚積液（一次少於 800 ml）以免造成擴張性肺水腫。				
F. 固定。				
F-1. 將引流管環形繞於床上固定。				
G. 整理病人單位。				
G-1. 整理病人單位及用物。				
H. 洗手後記錄。				
H-1. 以標準步驟洗手。				
H-2. 記錄引流量、顏色、性質及引流系統是否通暢、是否有氣泡、皮下氣腫情形。				
I. 搬運病人。				
I-1. 鬆開床上固定夾。				
I-2. 以止血鉗夾住引流管。				
I-3. 放置引流瓶。				

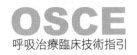

（續上表）

評分項目：（A-I 項）	評量考生			
	0	1	2	
操作技能技術表現	沒有做到	部分做到	完全做到	註解
I-4. 移動病人。				
I-5. 鬆開止血鉗。				
I-6. 觀察病人反應及引流管是否通暢。				

您認為考生整體表現如何：

整體表現	說明	不及格 1分	及格邊緣 2分	及格 3分	良好 4分	優秀 5分
	評分					

評分考官簽名：＿＿＿＿＿＿＿＿＿＿

五 道具、耗材（每一位考生一份）

1. 依照感染管制措施，準備適當之手套、口罩、隔離衣、護目鏡等防護裝備。

2. 無菌溶液（蒸餾水或 0.9％生理食鹽水）。

3. 膠布。

4. 止血鉗。

5. 無菌換藥包（內含鑷子、酒精性優點棉球、酒精棉球、Y 紗及方紗）。

6. 一套無菌的胸腔引流裝置：

   (1) 無菌引流瓶 1 個。

   (2) 無菌引流管 1 付。

7. 抽吸機（依醫囑）。

8. 聽診器。

9. 脈衝式飽和血氧計（pulse oximeter）。

水下密閉式胸腔引流瓶之照護
Care for Under Water-Seal Drainage Bottle

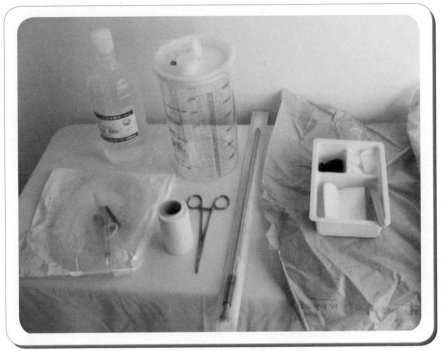

圖 25-1　水下密閉式胸腔引流瓶之照護之備物

協助拔除各種引流管

Removing Drainage Tube

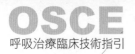

一　測驗項目：協助拔除各種引流管
Removing Drainage Tube

二　考生指引

● 執行目的：

1. 預防因長期置放引流管所造成的合併症。
2. 促使傷口癒合，恢復皮膚完整性。

● 測驗重點：

1. 能正確準備拔除引流管之設備。
2. 能以標準步驟協助拔除各種引流管。
3. 能了解並說明拔除的適應症。
4. 能正確執行拔除前中後評估。

三 考官指引

測驗項目：協助拔除各種引流管

評分重點提示

1. 本考試目的在於為呼吸治療學系學生臨床能力之最低標準把關，不在於鑑別優劣。
2. 請掌握本題之測驗重點。
3. 請詳讀評分項目（checklist）。
4. 請參閱評分說明評分。

測驗時間：15 分鐘。

評核重點：

1. 執行協助拔除各種引流管及指導病患配合操作。
2. 評估病人於拔除前、中、後反應。
3. 了解拔除的適應症。

評分說明

A. 執行前準備。

A-1. 能說出拔除的目的。

　　1. 預防因長期置放引流管所造成的合併症。

　　2. 促使傷口癒合，恢復皮膚完整性。

　　◆ 完全做到：能說出拔除的目的。

　　◆ 部分做到：缺少任一項。

　　◆ 沒有做到：未能說明。

A-2. 能說出拔除的適應症。

　　1. 病人可由口進食。

　　2. 經由 CXR 或超音波顯示肺部已擴張、肋膜間隙已封閉。

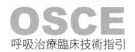

3. 引流液停止或 < 75 ml/ 天。

◆ 完全做到：能說出拔除的適應症。

◆ 部分做到：缺少任一項以上。

◆ 沒有做到：未能說明。

A-3. 備物。

◆ 完全做到：無菌拆線盒、紙膠、縫合包、無菌手套、清潔手套、甘油棉球。

◆ 部分做到：缺少兩項以上。

◆ 沒有做到：未備物。

B. 預防交互感染。

B-1. 以標準步驟洗手。

◆ 完全做到：以標準步驟洗手，必要時穿戴手套、口罩、隔離衣。

◆ 部分做到：有洗手但未以準標步驟洗手。

◆ 沒有做到：未執行洗手。

C. 組裝用物。

C-1. 備齊用物，攜至病人單位。

◆ 完全做到：備齊用物，攜至病人單位。

◆ 部分做到：用物未備齊。

◆ 沒有做到：未備物。

D. 確認病人／解釋操作。

D-1. 自我介紹。

◆ 完全做到：清楚地向病人自我介紹（注意語言及音量）。

◆ 部分做到：向病人自我介紹，但病人未能完全了解。

◆ 沒有做到：未向病人自我介紹。

D-2. 核對病人。

◆ 完全做到：依據床頭卡、手圈核對病人的床號、姓名、病歷號。

◆ 部分做到：只核對床頭卡、手圈其中一項。

◆ 沒有做到：未核對病人。

D-3. 向病人及家屬解釋拔除的目的、過程及須配合事宜。

◆ 完全做到：向病人及家屬解釋拔除的目的、過程及須配合的事宜。

◆ 部分做到：缺少任一項以上。

◆ 沒有做到：皆未解釋。

E. 擺位。

F-1. 鼻胃管：採坐臥姿勢。

◆ 完全做到：協助病人採適當的姿勢。

◆ 部分做到：調整病人姿勢時未注意病人而使病人不舒服。

◆ 沒有做到：未協助。

E-2. 胸管及一般引流管：坐於床緣或躺向健側。

◆ 完全做到：協助病人採適當的姿勢。

◆ 部分做到：調整病人姿勢時未注意病人而使病人不舒服。

◆ 沒有做到：未協助。

F. 協助醫師拔除引流管。

F-1. 戴清潔手套。

◆ 完全做到：戴清潔手套。

◆ 沒有做到：未戴清潔手套。

F-2. 移除鼻胃管。

◆ 完全做到：引導病人先深吸氣→於吐氣時將管子一次拔除。

◆ 部分做到：引導病人先深吸氣→於吐氣時將管子一次拔除，但指引之時間不恰當。

◆ 沒有做到：未引導病人。

F-3. 移除胸管。

◆ 完全做到：請病人深吸一口氣→屏氣→醫師將傷口縫線鬆開拉緊→護理師迅速將胸管拔除→醫師將傷口縫線把結綁住→此時病人才可繼續呼吸，拔除後須注意病人的呼吸狀況。

◆ 部分做到：引導病人先深吸氣→於吐氣時將管子一次拔除，但指引之時間不恰當。

◆ 沒有做到：未引導病人。

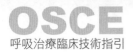
G. 協助清潔、消毒。

G-1. 鼻胃管。

◆ 完全做到：給予衛生紙擦拭鼻孔及周圍。

◆ 沒有做到：未給予衛生紙。

G-2. 胸管及一般引流管。

◆ 完全做到：傷口處以優碘棉球消毒後，以紗布覆蓋，紙膠固定。

◆ 部分做到：傷口處以優碘棉球消毒後，以紗布覆蓋，紙膠固定，但未固定好。

◆ 沒有做到：未完成上述之操作。

H. 整理病人單位。

H-1. 整理病人單位及用物。

◆ 完全做到：移除治療設備，恢復病房原狀（例如：病人之擺位…等）。

◆ 部分做到：缺少其中一項。

◆ 沒有做到：皆未完成。

H-2. 以標準步驟洗手。

◆ 完全做到：以標準步驟洗手。

◆ 部分做到：有洗手但未以標準步驟洗手。

◆ 沒有做到：未執行洗手。

I. 記錄。

I-1. 拔管時間。

◆ 完全做到：記錄拔管時間。

◆ 沒有做到：未記錄拔管時間。

I-2. 皮膚狀況。

◆ 完全做到：記錄皮膚狀況。

◆ 沒有做到：未記錄皮膚狀況。

I-3. 病人有無特殊反應。

◆ 完全做到：記錄病人有無特殊反應。

◆ 沒有做到：未記錄病人有無特殊反應。

四 評分表

◎ 測驗項目：協助拔除各種引流管

◎ 測驗時間：15 分鐘

◎ 測驗考生：學號：　　　　　姓名：　　　　　日期：

評分項目：（A-I 項）	評量考生			
	0	1	2	
操作技能技術表現	沒有做到	部分做到	完全做到	註解
A. 執行前準備。				
A-1. 能說出拔除的目的。				
A-2. 能說出拔除的適應症。				
A-3. 備物。				
B. 預防交互感染。				
B-1. 以標準步驟洗手				
C. 組裝用物。				
C-1. 備齊用物，攜至病人單位。				
D. 確認病人／解釋操作。				
D-1. 自我介紹。				
D-2. 核對病人。				
D-3. 向病人家屬解釋拔除的目的、過程及須配合的事宜。				
E. 擺位。				
E-1. 鼻胃管：採坐臥姿勢。				
E-2. 胸管及一般引流管：坐於床緣或躺向健側。				
F. 協助醫師拔除引流管。				
F-1. 戴清潔手套。				
F-2. 移除鼻胃管。				
F-3. 移除胸管。				
G. 協助清潔、消毒。				

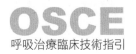

（續上表）

評分項目：（A-I 項）	評量考生			
	0	1	2	
操作技能技術表現	沒有做到	部分做到	完全做到	註解
G-1. 鼻胃管。				
G-2. 胸管及一般引流管。				
H. 整理病人單位。				
H-1. 整理病人單位及用物。				
H-2. 以標準步驟洗手。				
I. 記錄。				
I-1. 拔管時間。				
I-2. 皮膚狀況。				
I-3. 病人有無特殊反應。				

您認為考生整體表現如何：

整體表現	說明	不及格 1 分	及格邊緣 2 分	及格 3 分	良好 4 分	優秀 5 分
	評分					

評分考官簽名：_____

五 道具、耗材（每一位考生一份）

1. 依照感染管制措施，準備適當之手套、口罩、隔離衣、護目鏡等防護裝備。
2. 無菌拆線盒（內含優點棉球、紗布數塊、拆線剪 1 把、鑷子 1 支）。
3. 紙膠。
4. 縫合包（備用）。
5. 無菌手套（備用）。
6. 清潔手套。
7. 甘油棉球。
8. 聽診器。
9. 脈衝式飽和血氧計（pulse oximeter）。

通氣評估

Ventilatory Assessment

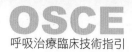

一　測驗項目：通氣評估
Ventilatory Assessment

二　考生指引

● **執行目的：**

1. 提供目前的通氣狀況。
2. 測量呼吸肌肉機械功能。
3. 評估病人經治療後的病程是否已趨改善。

● **測驗重點：**

1. 能正確準備通氣評估之設備。
2. 能以標準步驟完成通氣評估。
3. 能了解並說明評估的適應症。
4. 能了解並說明評估的禁忌症。
5. 能了解並說明評估的危險性。
6. 能正確執行檢測前中後評估。
7. 能正確指導病患執行操作。

三　考官指引

● **測驗項目：通氣評估**

● **評分重點提示**

1. 本考試目的在於為呼吸治療學系學生臨床能力之最低標準把關，不在於鑑別優劣。
2. 請掌握本題之測驗重點。
3. 請詳讀評分項目（checklist）。
4. 請參閱評分說明評分。

● **測驗時間：15 分鐘。**

● **評核重點：**

1. 執行通氣評估及指導病患執行操作。
2. 正確組裝用物。
3. 於通氣評估過程前、中、後監測反應。
4. 了解評估的適應症、禁忌症及危險性。

● **評分說明**

A. 執行前準備。

A-1. 能說出評估的目的。

1. 提供目前的通氣狀況。

2. 測量呼吸肌肉機械功能。

3. 評估病人經治療後的病程是否已趨改善。

◆ 完全做到：能說出評估的目的。

◆ 部分做到：缺少任一項以上。

◆ 沒有做到：未能說明。

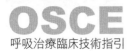

A-2. 能說出評估的適應症。

1. 評估呼吸肌肉之強度與耐力。

2. 提供神經肌肉疾病藥物治療的參考。

◆ 完全做到：能說出評估的適應症。

◆ 部分做到：缺少任一項。

◆ 沒有做到：未能說明。

A-3. 能說出評估的禁忌症。

1. 病人不合作或無法正確使用器具。

2. 使用肌肉鬆弛劑或重劑量鎮靜劑者。

3. 心臟血管功能不穩定。

4. 氧合狀況未改善：$FiO_2 \geq 50\%$，$PEEP \geq 10\ cmH_2O$。

5. 原因不明的咳血。

6. 氣胸。

7. 噁心、嘔吐。

◆ 完全做到：能說出評估的禁忌症。

◆ 部分做到：缺少任兩項以上。

◆ 沒有做到：未能說明。

A-4. 能說出評估的危險性。

1. 缺氧。

2. 氣胸。

3. 暈眩。

4. 顱內壓上升。

5. 院內感染。

◆ 完全做到：能說出評估的危險性。

◆ 部分做到：缺少任兩項以上。

◆ 沒有做到：未能說明。

A-5. 備物。

◆完全做到：備齊壓力計、全階呼吸測量儀、過濾器、手錶。

◆部分做到：缺少任兩項以上。

◆沒有做到：未備物。

B. 核對醫囑。

B-1. 確定醫囑內容：核對醫囑並確認醫囑是否有任何矛盾或差異。若醫囑有誤，於執行前須做確認或請醫師修正。

◆完全做到：完成上述操作。

◆沒有做到：未完成上述操作。

B-2. 了解醫囑內容及治療計畫。

◆完全做到：了解醫囑內容及治療計畫。

◆部分做到：未了解醫囑內容或未了解治療計畫。

◆沒有做到：皆未了解。

C. 預防交互感染。

C-1. 以標準步驟洗手。

◆完全做到：以標準步驟洗手。

◆部分做到：有洗手但未以標準步驟洗手。

◆沒有做到：未執行洗手。

D. 組裝用物。

D-1. 確認設備配備齊全並完成組裝。

◆完全做到：確認壓力計、全階呼吸測量儀、過濾器、手錶四項設備配備齊全並完成組裝。

◆部分做到：備物不齊全或未能正確組裝。

◆沒有做到：未完成上述之操作。

D-2. 測試功能。

1. 將全階呼吸測量儀放置手中，向入口輕吹氣，可見指針移動。

2. 檢查 ON/OFF 功能，按壓 RESET，指針可回歸零點。

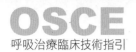

◆ 完全做到：正確完成測試。

◆ 部分做到：只確認其中一項。

◆ 沒有做到：皆未確認。

E. 確認病人／解釋監測。

E-1. 自我介紹。

◆ 完全做到：清楚地向病人自我介紹（注意語言及音量）。

◆ 部分做到：向病人自我介紹，但病人未能完全了解。

◆ 沒有做到：未向病人自我介紹。

E-2. 核對病人。

◆ 完全做到：依據床頭卡、手圈核對病人的床號、姓名、病歷號。

◆ 部分做到：只核對床頭卡、手圈其中一項。

◆ 沒有做到：未核對病人。

E-3. 向病人及家屬解釋評估的目的、過程及須配合事宜。

◆ 完全做到：向病人及家屬解釋評估的目的、過程及須配合事宜。

◆ 部分做到：缺少任兩項以上。

◆ 沒有做到：皆未解釋。

F. 監測前評估。

F-1. 評估病人心跳、呼吸、SpO_2、血壓。

◆ 完全做到：評估病人心跳、呼吸、SpO_2、血壓，如有異常通知醫師是否繼續執行。

◆ 部分做到：缺少任兩項以上。

◆ 沒有做到：皆未評估。

G. 執行監測。

G-1. 擺位。

◆ 完全做到：採半坐臥姿勢（45~90度）。

◆ 部分做到：未正確擺位或於調整姿勢時未觀察病人，造成病人不舒服。

◆ 沒有做到：未調整。

G-2. 清除呼吸道分泌物。

◆完全做到：以標準步驟執行抽痰技術。

◆部分做到：以標準步驟執行抽痰技術，但流程有錯誤。

◆沒有做到：未以標準步驟抽痰。

G-3. 最大吸（呼）氣壓力 PI_{max}（PE_{max}）。

◆完全做到：依據以下步驟完成操作，順利測得病人之 PI_{max}（PE_{max}）並判讀數值。

1. 連接人工氣道口及壓力計。

2. 教導病人平靜呼吸數次後用力吐氣，按住 manifold 上的 safety port 孔，教病人用力吸氣即可獲知 PI_{max}（反之即可獲知 PE_{max}），須測量三取最高值。

3. 意識不清病人：按住 safety port 孔 20 秒，取最高值。

◆部分做到：未能測出 PI_{max}（PE_{max}）或未能判讀監測值。

◆沒有做到：未能測出 PI_{max}（PE_{max}）。

G-4. 全階呼吸量測定。

◆完全做到：依據以下步驟完成操作，順利測得病人之 RSBI 並判讀數值。

1. 連接人工氣道口及全階呼吸測量儀。

2. 使 ON/OFF 維持在 OFF，按壓 RESET 將指針歸零點。

3. 教導病人平靜呼吸，同時將 ON/OFF 轉在 ON 並開始。

4. 數病人呼吸次數，測量時間 1 分鐘停止即可獲知 Minute volume（VE）。

5. Minute volume（VE）÷ rate= Tidal volume（VT）。

6. 教導病人深吸氣後，再努力吐氣完全即可獲知 Vital capacity（VC），須重複測量三次求其平均值。測量三次之間應有適當休息。

◆部分做到：未能測出 PI_{max}（PE_{max}）或未能測出 RSBI，或未能判讀監測值。

◆沒有做到：未能測出 PI_{max}（PE_{max}）及 RSBI。

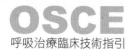

G-5. 檢測中評估。

- ◆完全做到：測量中觀察病人膚色、SpO_2、HR、RR、BP、呼吸型態、是否使用呼吸輔助肌等變化，如異常應停止。

- ◆部分做到：有觀察但有缺漏。

- ◆沒有做到：測量中未觀察病人。

H. 結束監測／整理病人單位。

H-1. 將病人恢復舒適姿勢。

- ◆完全做到：將病人恢復舒適姿勢。

- ◆部分做到：調整姿勢時未觀察病人造成病人不舒服。

- ◆沒有做到：未將病人恢復舒適姿勢。

H-2. 確認呼叫鈴在病人可拿到的範圍。

- ◆完全做到：確認呼叫鈴在病人可拿到的範圍。

- ◆沒有做到：未確認呼叫鈴的位置。

H-3. 設備帶離病人單位。

- ◆完全做到：移除監測設備，恢復病房原狀（例如：病人之擺位…等）。

- ◆部分做到：缺少其中一項。

- ◆沒有做到：皆未完成。

I. 預防交互感染。

I-1. 以標準步驟洗手。

- ◆完全做到：以標準步驟洗手。

- ◆部分做到：有洗手但未已標準步驟洗手。

- ◆沒有做到：未執行洗手。

J. 記錄／觀察。

J-1. 記錄日期、時間。

- ◆完全做到：記錄日期、時間。

- ◆部分做到：缺少任一項。

- ◆沒有做到：皆未記錄。

J-2. 記錄 VT、VE、VC、PI$_{max}$、PE$_{max}$、RR。

◆完全做到：記錄 VT、VE、VC、PI$_{max}$、PE$_{max}$、RR。

◆部分做到：缺少任兩項以上。

◆沒有做到：皆未記錄。

J-3. 記錄生命徵象。

◆完全做到：完整記錄生命徵象。

◆部分做到：未完整記錄生命徵象。

◆沒有做到：未記錄。

J-4. 觀察異常徵象、病人反應並記錄。

◆完全做到：完整記錄病人有無特殊反應，列入交班及告知醫護人員。

◆部分做到：未完整記錄病人有無特殊反應。

◆沒有做到：未記錄。

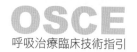

四 評分表

◎ 測驗項目：通氣評估

◎ 測驗時間：15 分鐘

◎ 測驗考生：學號：　　　　　姓名：　　　　　日期：

評分項目：（A-J 項）	評量考生			
	0	1	2	
操作技能技術表現	沒有做到	部分做到	完全做到	註解
A. 執行前準備。				
A-1. 能說出評估的目的。				
A-2. 能說出評估的適應症。				
A-3. 能說出評估的禁忌症。				
A-4. 能說出評估的危險性。				
A-5. 備物。				
B. 核對醫囑。				
B-1. 確定醫囑內容。				
B-2. 了解醫囑內容及治療計畫。				
C. 預防交互感染。				
C-1. 以標準步驟洗手。				
D. 組裝用物。				
D-1. 確認設備配備齊全並完成組裝。				
D-2. 測試功能。				
E. 確認病人／解釋監測。				
E-1. 自我介紹。				
E-2. 核對病人。				
E-3. 向病人及家屬解釋監測的目的、過程及須配合事宜。				
F. 監測前評估。				

（續上表）

評分項目：（A-J 項）	評量考生			
	0	1	2	
操作技能技術表現	沒有做到	部分做到	完全做到	註解
F-1. 評估病人心跳、呼吸、SpO_2、血壓。				
G. 執行監測。				
G-1. 擺位。				
G-2. 清除呼吸道分泌物。				
G-3. 最大吸（呼）氣壓力 PI_{max}（PE_{max}）。				
G-4. 全階呼吸量測定。				
G-5. 檢測中評估。				
H. 結束監測／整理病人單位。				
H-1. 將病人恢復舒適姿勢。				
H-2. 確認呼叫鈴在病人可拿到的範圍。				
H-3. 設備帶離病人單位。				
I. 預防交互感染。				
I-1. 以標準步驟洗手				
J. 記錄／觀察。				
J-1. 記錄日期、時間。				
J-2. 記錄 VT、VE、VC、PI_{max}、PE_{max}、RR。				
J-3. 記錄生命徵象。				
J-4. 觀察異常徵象、病人反應並記錄。				

您認為考生整體表現如何：

整體表現	說明	不及格 1分	及格邊緣 2分	及格 3分	良好 4分	優秀 5分
	評分					

評分考官簽名：＿＿＿＿＿＿＿＿＿

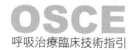
五 道具、耗材（每一位考生一份）

1. 依照感染管制措施，準備適當之手套、口罩、隔離衣、護目鏡等防護裝備。

2. 壓力計（Pressure guage ＋ Removable safety port manifold tube 1 組）。

3. 全階呼吸測量儀。

4. 過濾器。

5. 手錶、計時器。

6. 聽診器。

7. 脈衝式飽和血氧計（pulse oximeter）。

8. 計算機。

通氣評估 Ventilatory Assessment

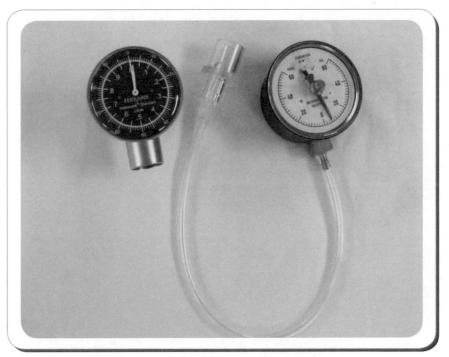

圖 27-1　左：Haloscale、右：Wright Spirometry

呼吸器病人檢視
Patient-Ventilator Checking System

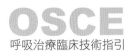

一 測驗項目：呼吸器病人檢視
Patient-Ventilator Checking System

二 考生指引

● 執行目的：

1. 評估並記錄檢測時病人對呼吸器使用的反應。
2. 確認及檢視呼吸器運作的正確性。
3. 確認並記錄呼吸器的設定與醫囑相符。

● 測驗重點：

1. 能以標準步驟完成呼吸器病人檢視。
2. 能了解並說明執行的適應症。
3. 能了解並說明執行的禁忌症。
4. 能了解並說明執行的危險性。

三 考官指引

● 測驗項目：呼吸器病人檢視

● 評分重點提示

1. 本考試目的在於為呼吸治療學系學生臨床能力之最低標準把關，不在於鑑別優劣。
2. 請掌握本題之測驗重點。
3. 請詳讀評分項目（checklist）。
4. 請參閱評分說明評分。

● 測驗時間：15 分鐘。

● 評核重點：

1. 執行呼吸器病人檢視。
2. 了解適應症、禁忌症及危險性。

● 評分說明

A. 執行前準備。

A-1. 能說執行的目的。

1. 評估並記錄檢測時病人對呼吸器使用的反應。
2. 確認及檢視呼吸器運作的正確性。
3. 確認並記錄呼吸器的設定與醫囑相符。

◆ 完全做到：正確說出執行的目的。

◆ 部分做到：缺少任一項以上。

◆ 沒有做到：未能說明。

A-2. 能說出執行的適應症。

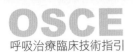

◆完全做到：對於任何需要呼吸器維持生命的病人，應定期執行病人－呼吸器系統檢測。此外，下列情況亦須執行：

1. 抽血檢驗血液氣體分析及 pH 值之前。

2. 任何呼吸器設定改變之追蹤。

3. 病人情況急遽惡化時（此時不一定會造成呼吸器警報聲響）。

4. 任何情況下呼吸器出現問題時。

◆部分做到：缺少任項兩項以上。

◆沒有做到：未能說明。

A-3. 能說出執行的禁忌症。

◆完全做到：病人呼吸器系統檢測執行的禁忌症。如果病人因中斷 PEEP 或 FiO_2，而造成低血氧、心跳減緩或低血壓時，則部分需要拿掉患者呼吸器的檢測項目，可能要禁止。

◆部分做到：未能正確說明執行的禁忌症。

◆沒有做到：未能說明。

A-4. 能說出執行的危險性。

1. 執行病人 - 呼吸器系統檢測時，當拿掉病人呼吸器，可能造成患者通氣不足、血氧過低、心跳減緩或血壓過低。在取下患者呼吸器前，宜先給予高濃氧氣並增加通氣量，以減少上述合併症。

2. 取下患者呼吸器時，有些呼吸器會產生較高流量，當氣流流經病人管路，可能會將管路中積水氣霧化，進而增加病人或臨床工作者院內感染之高危險性。

◆完全做到：正確說明執行的危險性。

◆部分做到：未能正確說明執行的危險性。

◆沒有做到：未能說明。

A-5. 備物。

◆完全做到：備齊聽診器、氧氣濃度分析儀、容積測量器、壓力測量器、有關感染管制「全面防護警戒」的必需物品。

◆部分做到：缺少任項兩項以上。

◆沒有做到：未備物。

B. 核對醫囑。

B-1. **確定醫囑內容：**核對醫囑並確認醫囑是否有任何矛盾或差異。若醫囑有誤，於執行前須做確認或請醫師修正。

◆完全做到：完成上述操作。

◆沒有做到：未完成上述操作。

B-2. **了解醫囑內容及治療計畫。**

◆完全做到：了解醫囑內容及治療計畫，第一次檢視時須核對呼吸器使用的醫囑。

◆部分做到：未了解醫囑內容或未了解治療計畫。

◆沒有做到：皆未了解。

C. 翻閱病歷。

C-1. **入院診斷。**

◆完全做到：確認入院診斷。

◆沒有做到：未確認。

C-2. **病史及身體檢查。**

◆完全做到：確認病史及身體檢查史。

◆部分做到：只確認病史或只確認身體檢查。。

◆沒有做到：皆未確認。

C-3. **入院後病程發展及治療計畫。**

◆完全做到：確認入院後病程發展及治療計畫。

◆沒有做到：未確認。

C-4. **CXR、ABG、肺功能。**

◆完全做到：確認 CXR、ABG、肺功能。

◆部分做到：缺少任一項以上。

◆沒有做到：皆未確認。

D. 預防交互感染。

D-1. **以標準步驟洗手。**

◆完全做到：以標準步驟洗手。

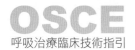
◆部分做到：有洗手但未以標準步驟洗手。

◆沒有做到：未執行洗手。

E. 組裝用物。

E-1. 依據確認用物配備齊全並測試用物功能。

◆完全做到：備齊用物並測試用物功能。

◆部分做到：未能備齊用物或未測試用物功能。

◆沒有做到：未測試。

F. 確認病人／解釋檢測。

F-1. 自我介紹。

◆完全做到：清楚地向病人自我介紹（注意語言及音量）。

◆部分做到：向病人自我介紹，但病人未能完全了解。

◆沒有做到：未向病人自我介紹。

F-2. 核對病人及床頭卡。

◆完全做到：依據床頭卡、手圈核對病人的床號、姓名、病歷號。

◆部分做到：只核對床頭卡、手圈其中一項。

◆沒有做到：未核對病人。

F-3. 向病人及家屬解釋檢測的目的、過程及須配合事宜。

◆完全做到：向病人及家屬解釋檢測的目的、過程及須配合事宜。

◆部分做到：缺少任一項以上。

◆沒有做到：皆未解釋。

G. 執行階段。

G-1. 確定病人呼吸型態平穩，呼吸道暢通。

◆完全做到：完成上述之操作。

◆沒有做到：未執行。

G-2. 排空管路的積水。

◆完全做到：排空管路的積水。

1. 管路的積水（含吸吐端）由病人氣道方向流入集水杯，禁止反向流入氣道，易造成管路污染與吸入性肺炎。

2. 禁止將管路內的積水，反向回流倒入加熱潮溼瓶，造成瓶內蒸餾水污染。

3. 不定時清除集水杯內的水，管路的積水視為具有感染性的廢棄物，依照醫院規定處置。

◆ 部分做到：管路的積水未排空完全。

◆ 沒有做到：未進行排空管路的積水。

G-3. 聽診病人呼吸音，確立病人呼吸道通暢，無氣道阻塞現象。

1. 聽診病人呼吸音。

2. 執行抽痰。

3. 記錄氣管內管或人工氣道（artifical airway）尺寸、固定位置。

4. 測試氣囊壓力。

5. 若病人氣道有痰，應為病人抽痰，維持呼吸道通暢。

6. 評估呼吸音是否對稱、有無減小、wheeze、rhonchus、carckle…等不正常呼吸音。

7. 記錄痰量、稠度、顏色。

◆ 完全做到：正確完成上述之操作。

◆ 部分做到：缺少任兩項以上。

◆ 沒有做到：未執行。

G-4. 測量生命徵象。

◆ 完全做到：檢查脈搏、體溫、血壓，若病人發生呼吸困難現象，應分離呼吸器，並給予手壓式甦醒球和 100% 氧氣協助通氣。

◆ 部分做到：缺少任一項以上。

◆ 沒有做到：未檢查脈搏、體溫、血壓。

G-5. 確定和記錄各項呼吸器設定和監測呼吸參數與警報設定。

◆ 完全做到：記錄以下 1～11 項呼吸器設定，並注意 12～23 項注意事項。

1. 確定與記錄呼吸器通氣模式（mode）。

2. 檢測潮氣容積（tidal volume）。

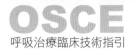

3. 檢測吸氣流量（insp. flow rate）。

4. 檢查呼吸速率（resp. rate）。

5. 檢查每分鐘通氣量（minute volume）。

6. 檢查氣道壓力（peak insp. pressure）。

7. 測最高氣道壓力（peak airway pressure, Paw）。

8. 測氣道平原期壓力（plateau pressure, Pplate）。

9. 測平均氣道壓力（mean airway pressure）。

10. 測吐氣末正壓（PEEP）。

11. 測自發性吐氣末陽壓（Auto-PEEP）。

12. 正確記錄於「呼吸治療紀錄單」上。

13. 吐氣的潮氣容積是否與設定相符（若有差異，則檢查是否漏氣，並將病人暫時脫離呼吸器，以甦醒球協助通氣，以容量偵測器檢測儀器，若為機器問題，則應更換機器，卸機請修）。

14. 若設定通氣模式為 SIMV+PS 或 PS，則應注意病人自發性呼吸時的潮氣容積是否足夠，並注意低潮氣容積警報設定。

15. 注意病人自發性呼吸的次數。

16. I:E 設定需大於 1:1.5（正常人為 1:2）。

17. 動脈性低血氧（Hypoxemia）急性呼吸衰竭患者可能會採用吸吐氣反比（I / E reverse），改善病人氧合。

18. 當病人每分鐘通氣量增加，表示病人通氣需求量增加，當病人每分鐘通氣量降低，表示有漏氣或肺泡通氣量下降。

19. 避免 Pplate > 30 cmH$_2$O。

20. 利用吸氣末暫停測量氣道平原期壓力，以檢測靜態的肺順應性（static compliance）。

21. 利用吐氣末暫停測量自發性吐氣末陽壓（auto-PEEP），auto-peep 易發生在氣道痙攣氣道阻塞或吐氣時間不足的病人。auto-peep 易造成病人吸氣啟動不良或氣胸等合併症。

22. 引動壓力設定值 -0.5 ~ 1.5 cmH$_2$O。

23. 引動流量設定值：1～3L。

◆ 部分做到：缺少任四項以上。

◆ 沒有做到：皆未記錄。

G-6. 設定吸氣靈敏度。

◆ 完全做到：設定合適之吸氣靈敏度，注意病人有無驅動不良或機器不協調的現象。

◆ 部分做到：吸氣靈敏度設的不適當。

◆ 沒有做到：未設定。

G-7. 檢測吸氣氧氣濃度。

◆ 完全做到：正確檢測吸氣氧氣濃度。

◆ 部分做到：未正確檢測吸氣氧氣濃度。

◆ 沒有做到：未檢測。

G-8. 檢測加熱潮濕氣溫度調整至 $33\pm2℃$。

◆ 完全做到：

  1. 檢測加熱潮濕氣溫度調整至 $33\pm2℃$。

  2. 加熱潮濕瓶內水量是否足夠；不足的加水。

◆ 部分做到：溫度未調整至 $33\pm2℃$。

◆ 沒有做到：未檢測。

G-9. 檢測警報設定值。

1. 高氣道壓力警報 Paw+10 cmH_2O。

2. 低氣道壓力警報 Paw-5～10 cmH_2O。

3. PEEP/CPAP 警報 PEEP-3～5 cmH_2O。

4. 高低潮氣容積 set VT$\pm10\%$。

5. 高低每分鐘通氣量 set MV$\pm10\%$。

6. 氧氣濃度警報 set $FiO_2\pm5\%$。

7. 呼吸暫停時間警報 20 秒。

8. 確認警報聲響，功能燈是否亮燈。

◆ 完全做到：檢測以上八項警報設定值。

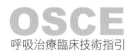
◆部分做到：缺少任兩項以上。

◆沒有做到：未檢測。

H. 檢測後注意事項。

H-1. 呼吸器每四小時例行檢查。

◆完全做到：呼吸器每四小時例行檢查。

◆沒有做到：未每四小時例行檢查。

H-2. 記錄實際的設定值與監測值。

◆完全做到：記錄實際的設定值與監測值。

◆部分做到：有遺漏之設定值與監測值未記錄。

◆沒有做到：未執行。

H-3. 在病歷上簽名或蓋章。

◆完全做到：在病歷上簽名或蓋章。

◆沒有做到：未執行。

I. 結束檢測／整理病人單位。

I-1. 確定病人床邊安全。

◆完全做到：確定病人床邊安全，確實拉上床欄。

◆部分做到：床欄未確實固定好。

◆沒有做到：未確定病人床邊安全。

I-2. 整理病人單位。

◆完全做到：移除監測設備，恢復病房原狀（例如：病人之擺位…等）。

◆部分做到：缺少其中一項。

◆沒有做到：皆未完成。

J. 預防交互感染。

J-1. 以標準步驟洗手。

◆完全做到：以標準步驟洗手。

◆部分做到：有洗手但未以標準步驟洗手。

◆沒有做到：未執行洗手。

四 評分表

◎ **測驗項目**：呼吸器病人檢視

◎ **測驗時間**：15 分鐘

◎ **測驗考生**：學號：　　　　　姓名：　　　　　日期：

評分項目：（A-J 項）	評量考生			
	0	1	2	
操作技能技術表現	沒有做到	部分做到	完全做到	註解
A. 執行前準備。				
A-1. 能說出執行的目的。				
A-2. 能說出執行的適應症。				
A-3 能說出執行的禁忌症。				
A-4. 能說出執行的危險性。				
A-5. 備物。				
B. 核對醫囑。				
B-1. 確定醫囑內容。				
B-2. 了解醫囑內容及治療計畫。				
C. 翻閱病歷。				
C-1. 入院診斷。				
C-2. 病史及身體檢查。				
C-3. 入院後病程發展及治療計畫。				
C-4. CXR、ABG、肺功能。				
D. 預防交互感染。				
D-1. 以標準步驟洗手。				
E. 組裝用物。				
E-1. 依據確認用物配備齊全並測試用物功能。				

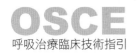
（續上表）

評分項目：（A-J 項）	評量考生			
	0	1	2	
操作技能技術表現	沒有做到	部分做到	完全做到	註解
F. 確認病人／解釋檢測。				
F-1. 自我介紹。				
F-2. 核對病人及床頭卡。				
F-3. 向病人及家屬解釋檢測目的、過程及須配合事宜。				
G. 執行階段。				
G-1. 確定病人呼吸型態平穩，呼吸道暢通。				
G-2. 排空管路的積水。				
G-3. 聽診病人呼吸音，確立病人呼吸道通暢，無氣道阻塞現象。				
G-4. 測量生命徵象。				
G-5. 確定和記錄各項呼吸器設定和監測呼吸參數與警報設定。				
G-6. 設定吸氣靈敏度。				
G-7. 檢測吸氣氧氣濃度。				
G-8. 檢測加熱潮濕氣溫度調整至 $33\pm2°C$。				
G-9. 檢測警報設定值。				
H. 檢測後注意事項。				
H-1. 呼吸器每四小時例行檢查。				
H-2. 記錄實際的設定值與監測值。				
H-3. 在病歷上簽名或蓋章。				
I. 結束檢測／整理病人單位。				
I-1. 確定病人床邊安全。				
I-2. 整理病人單位。				
J. 預防交互感染。				

（續上表）

評分項目：（A-J 項）	評量考生			
	0	1	2	
操作技能技術表現	沒有 做到	部分 做到	完全 做到	註解
J-1. 以標準步驟洗手。				

您認為考生整體表現如何：

整體 表現	說明	不及格 1分	及格邊緣 2分	及格 3分	良好 4分	優秀 5分
	評分					

評分考官簽名：＿＿＿＿＿＿＿＿＿＿＿

五　道具、耗材（每一位考生一份）

1. 依照感染管制措施，準備適當之手套、口罩、隔離衣、護目鏡等防護裝備。

2. 聽診器。

3. 氧氣濃度分析儀。

4. 容積測量器（如果需要）。

5. 壓力測量器（如果需要）。

6. 脈衝式飽和血氧計（pulse oximeter）。

咳嗽機
Mechanical in-exsufflator（MI-E）

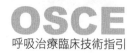

一　測驗項目：咳嗽機
Mechanical in-exsufflator（MI-E）

二　考生指引

● 執行目的：

1. 藉由咳嗽機裝置使用，在呼吸道中快速產生正負壓力變化，模擬正常咳嗽方式達成清除呼吸道分泌物。

2. 透過口咬器、面罩、氣管內管或氣切管，先提供一正壓深呼吸將肺和支氣管膨脹，而後再 0.02 秒的瞬間將壓力轉成負壓，讓肺泡和呼吸道間產生壓力差，藉此產生強大的咳嗽吐氣流量（peak cough flow），而將肺中或呼吸道的分泌物引流出。

● 測驗重點：

1. 能正確準備通氣評估之設備。
2. 能以標準步驟完成咳嗽機之操作。
3. 能了解並說明使用時機。
4. 能了解並說明治療的禁忌症。
5. 能了解並說明治療的危險性／併發症。
6. 能正確執行治療前中後評估。
7. 能正確指導病患執行操作。

三 考官指引

● 測驗項目：咳嗽機

● 評分重點提示

1. 本考試目的在於為呼吸治療學系學生臨床能力之最低標準把關，不在於鑑別優劣。
2. 請掌握本題之測驗重點。
3. 請詳讀評分項目（checklist）。
4. 請參閱評分說明評分。

● 測驗時間：15 分鐘。

● 評核重點：

1. 執行咳嗽機輔助咳嗽治療及指導病患執行操作。
2. 評估病人治療前、中、後反應。
3. 了解咳嗽機的使用時機、適應症、禁忌症及危險性／併發症。

● 評分說明

A. 執行前準備。

A-1. 能說出治療的目的。

1. 藉由咳嗽機裝置使用，在呼吸道中快速產生正負壓力變化，模擬正常咳嗽方式達成清除呼吸道分泌物。
2. 透過口咬器、面罩、氣管內管或氣切管，先提供一正壓深呼吸將肺和支氣管膨脹，而後再 0.02 秒的瞬間將壓力轉成負壓，讓肺泡和呼吸道間產生壓力差，藉此產生強大的尖峰咳嗽吐氣流量（peak cough flow, PCF），而將肺中或呼吸道的分泌物引流出。

◆ 完全做到：正確說出治療的目的。

◆ 部分做到：缺少任一項。

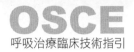

◆沒有做到：未能說明。

A-2. 能說出治療的適應症。

無法咳嗽或有效清除分泌物的病人，大人及小孩均適用（3 個月以上需經醫師評估）。

1. 尖峰咳嗽吐氣流量（peak cough flow, PCF）不足：13 歲以上：PCF ＜ 4.5 L/sec、13 歲以下：PCF ＜ 2.7 L/sec。

2. 吐氣肌肉無力（maximal expiratory pressure）PE_{max} ＜ 60 cmH_2O。

◆完全做到：正確說出治療的適應症。

◆部分做到：缺少任一項。

◆沒有做到：未能說明。

A-3. 能說出治療的禁忌症。

1. 絕對禁忌：氣胸、肺氣腫、咳血、嘔吐、近期接受肺葉切除。

2. 相對禁忌：進食一小時內禁止使用。

◆完全做到：正確說出治療的禁忌症。

◆部分做到：缺少任一項。

◆沒有做到：未能說明。

A-4. 能說出治療的危險性。

1. 病人心臟功能不穩定者必須用血氧監視器密切監測。

2. 病人短期內曾經氣胸或胸部外傷，使用前須先經過醫護人員小心評估。

◆完全做到：正確說出治療的危險性。

◆部分做到：缺少任一項。

◆沒有做到：未能說明。

A-5. 備物。

◆完全做到：備齊咳嗽機、輸送氣體之蛇型軟管及口徑 15 ＊ 22 mm 轉接管、過濾器、口咬器、面罩、氣管內管或氣切管、乾淨的紗布片。

◆部分做到：缺少任三項以上。

◆沒有做到：未備物。

B. 核對醫囑。

B-1. 確定醫囑內容：核對醫囑並確認醫囑是否有任何矛盾或差異。若醫囑有誤，於執行前須做確認或請醫師修正。

◆完全做到：完成上述操作。

◆沒有做到：未完成上述操作。

B-2. 了解醫囑內容及治療計畫。

◆完全做到：了解醫囑內容及治療計畫，第一次檢視時須核對呼吸器使用的醫囑。

◆部分做到：未了解醫囑內容或未了解治療計畫。

◆沒有做到：皆未了解。

C. 翻閱病歷。

C-1. 入院診斷。

◆完全做到：確認入院診斷。

◆沒有做到：未確認。

C-2. 病史及身體檢查。

◆完全做到：確認病史及身體檢查史。

◆部分做到：只確認病史或只確認身體檢查。

◆沒有做到：皆未確認。

C-3. 入院後病程發展及治療計畫。

◆完全做到：確認入院後病程發展及治療計畫。

◆部分做到：只確認入院後病程發展或只確認治療計畫。

◆沒有做到：皆未確認。

C-4. CXR、ABG、肺功能。

◆完全做到：確認 CXR、ABG、肺功能。

◆部分做到：缺少任一項以上。

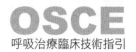

◆沒有做到：皆未確認。

D. 預防交互感染。

D-1. 以標準步驟洗手。

◆完全做到：以標準步驟洗手。

◆部分做到：有洗手但未以標準步驟洗手。

◆沒有做到：未執行洗手。

D-2. 測試吸、吐氣壓力（利用紗布片將蛇形管出氣末端堵住）。

◆完全做到：測試吸、吐氣壓力。

◆沒有做到：未測試。

D-3. 測試吸、吐氣時間（須配合吸氣流量設定）。

◆完全做到：測試吸、吐氣時間。

◆沒有做到：未測試。

E. 確認病人／解釋治療。

E-1. 自我介紹。

◆完全做到：清楚地向病人自我介紹（注意語言及音量）。

◆部分做到：向病人自我介紹，但病人未能完全了解。

◆沒有做到：未向病人自我介紹。

E-2. 核對病人。

◆完全做到：依據床頭卡、手圈核對病人的床號、姓名、病歷號。

◆部分做到：只核對床頭卡、手圈其中一項。

◆沒有做到：未核對病人。

E-3. 向病人及家屬解釋治療的目的、過程及須配合事宜。

◆完全做到：正確執行向病人及家屬解釋治療的目的、過程及須配合事宜。

◆部分做到：缺少任一項以上。

◆沒有做到：皆未解釋。

F. 治療前評估。

F-1. 觀察病人呼吸型態、SpO$_2$、呼吸音、vital sign。

◆完全做到：觀察病人呼吸型態、SpO$_2$、呼吸音、vital sign。

◆部分做到：缺少任兩項以上。

◆沒有做到：皆未觀察。

F-2. 確認人工氣道種類、大小、固定位置。

◆完全做到：確認人工氣道種類、大小、固定位置。

◆部分做到：缺少任一項以上。

◆沒有做到：皆未確認。

G. 組裝及測試用物。

G-1. 出氣端裝設過濾器，並接蛇型管。

◆完全做到：出氣端裝設過濾器，並接蛇型管。

◆部分做到：管路未連接好。

◆沒有做到：未裝設。

G-2. 測試吸、吐氣壓力（利用紗布片將蛇型管出氣末端堵住）。

◆完全做到：測試吸、吐氣壓力。

◆沒有做到：未測試。

G-3. 測試吸、吐氣時間（須配合吸氣流量設定）。

◆完全做到：測試吸、吐氣時間。

◆沒有做到：未測試。

H. 咳嗽機操作。

H-1. 選擇壓力切換模式（自動或手動）。

◆完全做到：選擇壓力切換模式。

◆沒有做到：未選擇。

H-2. 設定吸、吐氣壓力（最大壓力：+60/-60 cmH$_2$O）。

◆完全做到：正確設定吸、吐氣壓力。

1. 觀察機器上的壓力表，調整壓力鈕（設定吸氣正壓）及吸氣壓力％（設定吐氣負壓），直到壓力表上達到所要指數壓力。

2. 吸氣壓力（建議為吐氣壓力的 50～100％）＜吐氣壓力。

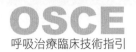
    3. 手動控制桿：向右是吸氣（正壓）、向左是吐氣（負壓）。

  ◆ 沒有做到：未設定。

H-3. 設定吸、吐氣時間（自動控制功能才要調整，每個時間週期包含吸氣吐氣暫停）。

  ◆ 完全做到：設定合適之吸吐氣時間。

    1. 吸氣時間調整鈕：正常情況吸氣時間可調 1～3 秒。

    2. 吐氣時間調整鈕：正常情況吐氣時間可調 1～3 秒。

    3. 吸氣暫停時間調整鈕：暫停可設定至 5 秒，或者不考慮擇測定 0 秒（依病人為主）。

  ◆ 沒有做到：未設定。

H-4. 檢測設定。

  ◆ 完全做到：自動／手動調整鈕：轉到自動控制功能，觀察機器運轉情形，最後轉為手動時，觀察壓力指針是否為零。

  ◆ 沒有做到：未完成上述之操作。

H-5. 協助病人咳痰。

  ◆ 完全做到：用口咬器、面罩、氣管內管或氣切管接管將病人的主要氣道罩住，請病人深吸氣後吐氣時做咳嗽的動作，此動作 4～5 次後，做正常呼吸 20～30 秒，重複此循環 6～10 次，直到肺內分泌物清除為止。

  ◆ 部分做到：未能正確協助病人咳痰。

  ◆ 沒有做到：未協助。

I. 治療前、中、後評估及監測。

I-1. 病人評估。

  ◆ 完全做到：評估 SpO_2、血壓、膚色、脈搏、意識狀態、呼吸音、呼吸型態、痰分泌物性狀、咳嗽能力。

  ◆ 部分做到：缺少任兩項以上。

  ◆ 沒有做到：皆未評估。

J. 結束治療／整理病人單位。

J-1. 確定病人床邊安全。

◆完全做到：確定病人床邊安全，確實拉上床欄。

◆部分做到：床欄未確實固定好。

◆沒有做到：未確定病人床邊安全。

J-2. 整理病人單位。

◆完全做到：移除治療設備，恢復病房原狀（例如：病人之擺位⋯等）。

◆部分做到：缺少其中一項。

◆沒有做到：皆未完成。

K. 洗手後記錄。

K-1. 以標準步驟洗手。

◆完全做到：以標準步驟洗手後戴上手套。

◆部分做到：有洗手但未以標準步驟洗手。

◆沒有做到：未執行洗手。

K-2. 記錄日期、時間、氣囊壓力。

◆完全做到：記錄日期、時間、氣囊壓力。

◆部分做到：缺少任一項。

◆沒有做到：皆未記錄。

K-3. 治療前、中、後反應。

◆完全做到：記錄治療前、中、後反應。

◆部分做到：缺少任一項。

◆沒有做到：皆未記錄。

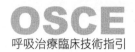

四　評分表

◎ 測驗項目：咳嗽機

◎ 測驗時間：15 分鐘

◎ 測驗考生：學號：　　　　　　姓名：　　　　　　日期：

評分項目：（A-K 項）	評量考生			
	0	1	2	
操作技能技術表現	沒有做到	部分做到	完全做到	註解
A. 執行前準備。				
A-1. 能說出治療的目的。				
A-2. 能說出治療的適應症。				
A-3. 能說出治療的禁忌症。				
A-4. 能說出治療的危險性。				
A-5. 備物。				
B. 核對醫囑。				
B-1. 確定醫囑內容。				
B-2. 了解醫囑內容及治療計畫。				
C. 翻閱病歷。				
C-1. 入院診斷。				
C-2. 病史及身體檢查。				
C-3. 入院後病程發展及治療計畫。				
C-4. CXR、ABG、肺功能。				
D. 預防交互感染。				
D-1. 以標準步驟洗手。				
D-2. 測試吸、吐氣壓力（利用紗布片將蛇形管出氣末端堵住）。				
D-3. 測試吸、吐氣時間（須配合吸氣流量設定）。				
E. 確認病人／解釋治療。				

（續上表）

評分項目：（A-K 項）	評量考生			
	0	1	2	
操作技能技術表現	沒有做到	部分做到	完全做到	註解
E-1. 自我介紹。				
E-2. 核對病人。				
E-3. 向病人及家屬解釋治療的目的、過程及須配合事宜。				
F. 治療前評估。				
F-1. 觀察病人呼吸型態、SpO_2、呼吸音、vital sign。				
F-2. 確認人工氣道種類、大小、固定位置。				
G. 組裝及測試用物。				
G-1. 出氣端裝設過濾器，並接蛇型管。				
G-2. 測試吸、吐氣壓力（利用紗布片將蛇型管出氣末端堵住）。				
G-3. 測試吸、吐氣時間（須配合吸氣流量設定）。				
H. 咳嗽機操作。				
H-1. 選擇壓力切換模式（自動或手動）。				
H-2. 設定吸、吐氣壓力（最大壓力：+60/-60 cmH_2O）。				
H-3. 設定吸、吐氣時間（自動控制功能才要調整，每個時間週期包含吸、吐氣暫停）。				
H-4. 檢測設定。				
H-5. 協助病人咳痰。				
I. 治療前、中、後評估及監測。				
I-1. 病人評估。				
J. 結束治療／整理病人單位。				
J-1. 確定病人床邊安全。				
J-2. 整理病人單位。				

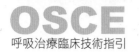

（續上表）

評分項目：（A-K 項）	評量考生			
	0	1	2	
操作技能技術表現	沒有做到	部分做到	完全做到	註解
K. 洗手後記錄。				
K-1. 以標準步驟洗手。				
K-2. 記錄日期、時間、氣囊壓力。				
K-3. 治療前、中、後反應。				

您認為考生整體表現如何：

整體表現	說明	不及格 1分	及格邊緣 2分	及格 3分	良好 4分	優秀 5分
	評分					

評分考官簽名：_____

五　道具、耗材（每一位考生一份）

1. 依照感染管制措施，準備適當之手套、口罩、隔離衣、護目鏡等防護裝備。
2. 聽診器。
3. 氧氣濃度分析儀。
4. 容積測量器（如果需要）。
5. 壓力測量器（如果需要）。
6. 脈衝式飽和血氧計（pulse oximeter）。

咳嗽機 Mechanical in-exsufflator

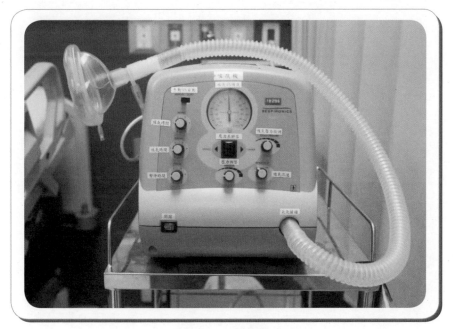

圖 29-1　咳嗽機